U0243445

老年健康管理

Laonian Jiankang Guanli

主编◎ 李瑞瑜 任小华

山西出版传媒集团
山西人民出版社

图书在版编目（CIP）数据

老年健康管理 / 李瑞瑜, 任小华主编.—太原：山西人民出版社, 2012.7

ISBN 978-7-203-07747-3

Ⅰ.①老… Ⅱ.①李… ②任… Ⅲ.①老年人 — 保健 Ⅳ.① R161.7

中国版本图书馆 CIP 数据核字（2012）第 101454 号

老年健康管理

主　　　编：	李瑞瑜　任小华
责任编辑：	梁晋华
装帧设计：	行而向上
出 版 者：	山西出版传媒集团·山西人民出版社
地　　　址：	太原市建设南路 21 号
邮　　　编：	030012
发行营销：	0351-4922220　4955996　4956039
	0351-4922127（传真）　　4956038（邮购）
E-mail：	sxskcb@163.com　发行部
	sxskcb@126.com　总编室
网　　　址：	www.sxskcb.com
经 销 者：	山西出版传媒集团·山西人民出版社
承 印 者：	山西晋财印刷有限公司
开　　　本：	890mm×1240mm　1/32
印　　　张：	5.5
字　　　数：	120 千字
印　　　数：	1-7000 册
版　　　次：	2012 年 7 月　第 1 版
印　　　次：	2012 年 7 月　第 1 次印刷
书　　　号：	ISBN 978-7-203-07747-3
定　　　价：	15.00 元

如有印装质量问题请与本社联系调换

编辑委员会

主　　任　　赵振亮

副 主 任　　庞广义　　李瑞瑜　　宋　澎

委　　员　　刘仁山　　刘祥正　　刘新春　　陈又新

　　　　　　张贵堂　　郄孝义　　马延军　　任小华

主　　编　　李瑞瑜

执行主编　　任小华

副 主 编　　郄孝义　　马延军

主编单位　　太原市老龄协会
　　　　　　太原市老年学学会
　　　　　　金汉方健康管理中心

序

据国家统计局公布的数据，当前我国 60 岁及以上人口占全部人口的 13.26%，达 1.78 亿，比 2000 年人口普查上升 2.93 个百分点。其中，65 岁及以上人口占比是 8.87%，比 2000 年上升 1.91 个百分点。数据显示，我国老龄化进程逐步加快，即将出现第一个老年人口增长高峰。

老年是人生一个重要阶段，从几十年繁忙的工作和哺育子女的辛苦中解脱出来，正是享受"最美不过夕阳红"的美好生活时期。但是，老年也处于身体生理功能的衰退期，老年人面临着或正在经受着各种慢性病的侵扰和折磨。如何能保有健康身心，享受高品质生活，实现健康长寿，成为老年人普遍的迫切愿望和要求。健康管理正是帮助老年人实现人生目标的一把金钥匙。

健康管理是最新的医学管理模式。它把健康教育、健康体检、健康评估、健康干预有效地结合在一起，变被动医治为主动预防,及早发现和积极控制发病诱因及过程,是有效降低发病率、节约治疗费用和提高生命品质的必由之路。健康体检是健康管理的基础,是客观了解人体重要器官当前功能状态、筛查慢性病早期表现的重要手段。本书从健康体检入手,对健康概念及老年人身体变化、老年人体检相关知识、常用体检项目解读及老年人体检常见疾病与健康指导进行了阐述,为老年人提供相关医学知识,帮助老年人主动地、科学地实施健康管理。本书具有广泛的科学性、通俗性和实用性,是老年人实现自我保健的健康教育读物。

作者根据多年的老年病研究和体检实践经验编写了本书,但限于作者水平,书中观点可能有不当或者错误之处,还请读者提出宝贵意见与建议,以供今后改进。

李瑞琦

二○一二年三月

目 录

第一章 老年人健康概念及身体变化

第二章 老年人体检相关知识

第三章　体检报告解读

第四章 老年人体检常见疾病及健康指导

第一章
老年人健康概念及身体变化

一、人的寿命的概念

所谓寿命，是指从出生经过发育、成长、成熟、老化以至死亡前机体生存的时间，通常以年龄来衡量寿命的长短。因人与人的寿命有一定差别，在比较某个时期、某个地区或某个社会的人类寿命时通常采用平均寿命。中国人的平均寿命为 75 岁，预期平均寿命男性 76 岁，女性 80 岁，女性高于男性。

世界卫生组织对年龄的分期是：44 岁以下人群为青年人；45~59 岁人群为中年人；60~74 岁人群为年轻的老年人（渐近老年）；75~89 岁人群为老年人；90 岁以上为长寿人。

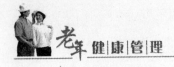

二、健康概念

世界卫生组织关于健康的定义："健康乃是一种在身体上、精神上的完满状态，以及良好的适应力，而不仅仅是没有疾病和衰弱的状态。"这就是人们所指的身心健康，也就是说，一个人在躯体健康、心理健康、社会适应良好和道德健康四方面都健全，才是完全健康的人。

长期以来，人们认为不生病就是健康，实际上这种观点是有局限性的。健康是身体健康和心理健康的总称。为了拥有并保持身体健康，必须从增强自我保健能力着手，积极参与卫生保健，定期体检，了解身体状况。心理健康是指精力充沛，情绪乐观，事业心强，群众关系良好，勇于克服困难。

三、世界卫生组织提出的健康十条标准

（1）精力充沛，能从容不迫地应付日常生活和工作的压力而不感到过分紧张。

（2）处事乐观，态度积极，乐于承担责任，事无巨细不挑剔。

（3）善于休息，睡眠良好。

（4）应变能力强，能适应环境的各种变化。

(5) 能够抵抗一般性感冒和传染病。

(6) 体重得当，身材均匀，站立时头、肩、臂位置协调。

(7) 眼睛明亮，反应敏锐，眼睑不发炎。

(8) 牙齿清洁，无空洞，无痛感；齿龈颜色正常，不出血。

(9) 头发有光泽，无头屑。

(10) 肌肉、皮肤富有弹性，走路轻松有力。

四、老年人的身体变化

（一）外形变化

皮肤粗糙，弹性降低；肌肉萎缩；体表面积减少；白发，脱发。

身高：从 35 岁起每 10 年减低 1 厘米，原因是椎间盘脱水、脊柱弯曲等。

体重：因钙代谢异常而下降。

（二）构成变化

水减少：老年时身体内水由 60%（男）和 50%（女）减到 51.5%（男）和 42~45%（女）。主要是细胞内液减少。

细胞数量减少：30 岁开始减少，75 岁时细胞数量减少 30%。

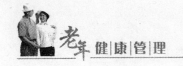

脂肪增加：25 岁到 70 岁，体内脂肪增加 16%。脂肪占体重的比例，青年为 17%，老年为 33%。

(三) 功能变化

各种储备能力降低，功能减退，适应能力减弱，免疫功能低下。

储备功能：机体各种生理功能都在 30 岁前发展到顶峰 (100%)，30 岁以后随着年龄增长而逐渐下降，平均每年下降 1% (1% 规则)。人到 80 岁时，单纯的年龄因素 (不包括病理因素) 可使各器官储备功能下降 50%，90 岁储备功能下降 60%，100 岁储备功能下降 70%。如 90 岁老年人肺功能仅为年轻人的一半，当肺脏感染时容易发生重度低氧血症，此即机体储备功能降低加剧了疾病的严重性。

适应能力下降：对外环境、内环境的适应能力差，心理承受能力降低。

(四) 神经系统变化

大脑萎缩：脑神经细胞数相应减少，大脑皮层变薄，脑回缩小变窄，脑沟增宽加深，脑重量减轻。尚存的神经细胞功能减退。

脑血流量：平均脑动脉压低于青年人，而脑血管阻力随年龄增长而增加。

神经递质的变化：乙酰胆碱减少，导致学习、记

4

忆功能减退，健忘。

功能变化：老年人思维和对外界的反应变慢，信息的储存、处理变慢，动作迟缓，记忆力降低。容易疲劳，睡眠时间减少。少数人出现脑功能失调，智力衰退，发生老年痴呆症。

（五）循环系统变化

（1）形态学变化：30~90 岁人类心脏重量每年增加 1~1.5 克，缘于结缔组织增加、类脂质沉积、心脏瓣膜钙化等。心肌纤维因脂褐素增加变为棕色。80 岁与 30 岁相比，心室壁增厚 25%，心肌硬化，心腔变小。

（2）起搏传导系统:窦房结起搏细胞减少，心率变缓。传导细胞减少，传导系统的胶原纤维、弹性纤维、网状纤维增加，脂肪增加，纤维化，易发心律失常。

（3）心脏血管：冠状动脉扭曲、硬化、钙化。60 岁后冠状动脉血流量减少 35%。

（4）心脏功能：由于 ATP 酶活性下降，钙离子扩散减少，心肌收缩力以每年 1% 的速度下降。心输出量在 60~70 岁时减少 30~40%，71~80 岁减少 40%。主动脉弓、颈动脉窦压力感受器敏感性降低。

（5）心电图：70 岁老人心电图异常率达 60~87%，主要是 QRS 波、T 波波幅减低，ST-T 异常，P 波双向等。

（6）血压：收缩压在 20~79 岁期间随增龄而逐渐升高，女性 80 岁后则趋于降低。舒张压在 60 岁以后

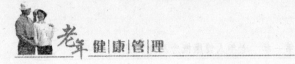

趋于下降，老年人脉压差增大。

（六）血液系统变化

45岁以后红骨髓渐被脂肪组织代替，造血功能降低。白细胞数目减少，抗感染能力降低。

（七）消化系统变化

（1）牙齿发黄，牙髓退化，活力降低。血管减少，粥样硬化、钙化。牙周组织变薄，纤维增生，血管硬化萎缩。

（2）胃：粘膜萎缩，腺细胞分泌功能相应减弱；血流量减少，能量缺乏，修复能力减弱；平滑肌萎缩、变薄，收缩力减弱，蠕动减缓，排空延迟，胃功能降低。胃液分泌功能降低，胃液减少，到60岁时下降到青年人的40~50%。胃蛋白酶原分泌减少，黏液分泌少，胃黏液—碳酸氢盐屏障易受损。

（3）小肠：随增龄，肠细胞增生速度减慢，周期延长。50岁后人小肠重量减轻，平滑肌变薄，血流缓慢，吸收减慢，蠕动无力，肠道菌群改变。

（4）肝脏：体积缩小，重量减轻。肝细胞变大，但数量减少（50岁开始，70岁以后加重）。肝脏的某些功能降低。各种酶活性减弱，药物代谢速度减慢，对某些激素以及血液调节因子的反应降低。

（5）胰腺：随增龄，腺体弥漫性纤维化，脂肪增生。50 岁以后，胰液分泌量和浓度下降，胰蛋白酶活力下降 66%，胰脂肪酶减少 20~30%，脂肪吸收障碍。胰岛素分泌减少，糖耐量减退。

（八）呼吸系统变化

胸椎后突，肋骨钙化，胸廓变形，活动受限。通气功能下降，胸式呼吸减弱，腹式呼吸增加。胸壁肌纤维周围结缔组织增生，脂肪堆积，呼吸肌力量减弱（70 岁时降低 40%）。支气管黏液分泌增多、黏稠，气流阻力增大。

肺容量：40 岁后，随着增龄，气体交换下降，肺活量减低。老年人残气量、功能残气量分别增加 10%、50%。60 岁老人残气量是 30 岁人的 200%。

（九）肾功能变化

人体肾脏的重量从 30~40 岁开始逐渐减轻，70~80 岁下降 20%~30%。老年人健存的肾单位减少，肾皮质变薄，肾小管上皮萎缩，局灶性肾小球硬化，入球小动脉玻璃样变，使得肾小球滤过率（GFR）进行性下降。65~70 岁以后，肾功能下降速度加快，90 岁老人肾血流量仅为年轻人的 50%。老年人高血压、糖尿病等疾病多发，在应激或不良药物的作用下，极易发生肾功能不全。

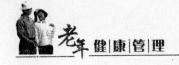

（十）内分泌代谢变化

包括脑垂体、甲状腺、肾上腺、性腺和胰岛等内分泌组织。老年人内分泌器官的重量随年龄增加而减少，供血也相应减少，内分泌腺体发生组织结构的改变，激素分泌减少。胰岛素合成减少使老年人易患糖尿病，性腺萎缩导致老年人更年期综合征的出现。

（十一）运动系统变化

肌肉：随年龄增长，肌肉组织弹性降低，收缩力减弱，肌肉变得松弛，容易疲劳。老年人由于耐力减退，不宜进行长时间的运动。

骨骼：骨骼中的有机物减少，无机盐增加，致使骨的弹性和韧性降低，出现骨质疏松，容易骨折。

关节：关节面软骨骨化，出现骨质增生，退行性骨关节炎。

五、疾病发生的原因

（1）生物性因素。主要包括病原微生物（细菌、病毒等）和寄生虫感染。

（2）理化因素。主要包括机械力、温度、大气压、噪音、电离辐射、强酸强碱等化学毒物。

（3）机体必需物质的缺乏或过剩（营养失调）。机体的生命活动是依靠机体内外环境中许多生理性刺激和必需物质来维持，当这些刺激失常或必需物质超出机体的接受范围时，机体就会出现生理功能失常。生命必需物质有氧气、水、营养素（糖、脂肪、蛋白质等）、无机盐、维生素及微量元素等。

（4）遗传性因素。因基因突变或染色体畸变而发病。

（5）先天性因素。如先天性心脏病等。

（6）免疫性因素。机体对某些外界物质（如食物、药物、花粉、强光等）或自身物质异常敏感而发生免疫性疾病。如支气管哮喘、红斑狼疮、类风湿性关节炎、炎症性肠病。

（7）精神、心理、社会因素。应激性疾病、人格改变、身心疾病等精神心理社会因素所引起的疾病越来越受到重视，发病率呈逐渐增多趋势。

六、慢性非传染性疾病

慢性非传染性疾病简称慢性病，不是特指某种疾病。它是对起病隐匿，病因复杂，病程长且病情迁延不愈，缺乏确切传染性生物病因证据，且有些尚未完全被确认的疾病（也许与环境、生活、行为、职业因素有关）的概括性总称。老年慢性病主要是指以心脑血管疾病（高血压病、冠心病、脑卒中等）、糖尿病、恶性肿瘤、慢性阻塞性肺部疾病（慢性气管炎、肺气

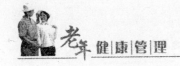

肿等)、精神异常和心理性疾病等为代表的一组慢性非传染性疾病,以及老年人特有的老年痴呆、脑动脉硬化、帕金森病、老年性耳聋等疾病。

随着我国经济的高速发展与老龄化进程的加快,老年慢性病已成为威胁人们健康的重要原因。许多慢性病虽不致直接死亡,但能使生活质量明显下降,严重损害身体健康。据卫生部报告,在我国人群死因构成中慢性病已上升至85%。所以,做好慢性病的预防、有效提高老年人的生活质量,对提升国人生活品质具有重大意义。

七、老年人患病特点

(一) 临床表现不典型

同类疾病,老年人的表现和青年人可能不同。如老年人肺炎,一些人发病时无典型的高热、寒战、咳嗽、脓痰、胸痛,而是出现呼吸系统以外的症状,如乏力、倦怠、食欲不振,少数还有意识和精神异常。一些老年人因对症状的敏感性、反应性降低,不能清楚叙述自己的不适而被忽略,给诊断带来困难。例如:老年人患心肌梗塞就很少像中年人那样有剧烈的胸痛,而是几乎没有疼痛感觉,或仅表现为轻微的胸闷感,还有人只是在心电图检查时才被发现。

（二）老年人常同时患有多种疾病

老年人可能同时患有 4~6 种疾病，少数人甚至 10 种以上，如高血压病、冠心病、高脂血症、糖尿病、颈椎病等。这时候一种疾病的症状可能掩盖另一种疾病的症状，表现注定是复杂多样。例如老年人头晕，可能是椎基底动脉供血不足，脑动脉硬化，也可能是颈椎病或耳蜗神经老化变性。又如老年人双下肢无力，既可能是腰椎、颈椎增生对神经的压迫，又可能是脑梗死、脑萎缩的运动功能障碍，还可能是肌肉和骨关节病变，从而给鉴别诊断带来一定困难。

（三）老年人治疗顺应性差

老年人治疗顺应性差的原因：

（1）记忆力减退，忘记按时服药。

（2）认知功能障碍、体力减退导致自理能力和社会适应性差。

（3）全身组织和器官功能衰退，限制了某些药物的应用。

（4）应用繁多药物，影响药物的疗效。

（5）WHO 报道，老年人 1/3 的死亡是用药不当造成的。

（6）生活无规律性，自我保健意识差。

（7）经济能力的影响。

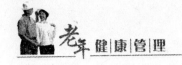

八、疾病的三级预防

疾病不论其病因是否确定，在不给任何治疗和干预的情况下，从发生、发展到结束的整个过程称为疾病的自然史。疾病的自然史可粗略地分为发病前期、发病期和发病后期三个阶段。在发病前期，虽未发病，但已存在各种潜在的危险因子，如血清胆固醇高是冠心病的危险因子，吸烟是肺癌的危险因子，肥胖是糖尿病的危险因子。发病前期也可包括某种病理生理的改变，如血管粥样硬化等。在发病期，一般机体都有轻重不一的表现。在发病后期，其结局可能是痊愈或死亡，也可转为慢性留下后遗症甚至伤残等。

预防工作也应根据疾病的自然史分为三级：第一级预防为病因预防；第二级预防为"三早"预防，即早发现、早诊断、早治疗；第三级预防为对症治疗、防止伤残和加强康复。

第一级预防主要是针对致病因子（或危险因素）采取的措施，也是预防疾病的发生和杜绝疾病的根本措施，其中包括自我保健和健康教育。自我保健是在平日生活中即不断增进健康，以强健的体魄抵御病因的侵袭。健康教育是通过教育手段促使人们采取主动的有利于健康的行动，来消除危险因素，促进健康，防止疾病发生。

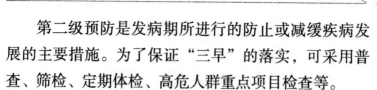

第二级预防是发病期所进行的防止或减缓疾病发展的主要措施。为了保证"三早"的落实，可采用普查、筛检、定期体检、高危人群重点项目检查等。

第三级预防主要为对症治疗，防止病情恶化，减少疾病的不良作用，防止复发转移，预防并发症和伤残。

九、老年人健康生活要点

（1）合理吃：少量多餐，适当限制总热量，少吃油炸食品，拒绝有危害的饮食，营养要均衡。

（2）适当喝：多喝水，少喝白酒、啤酒、含碳酸饮料。

（3）不吸烟：戒烟不分迟早，吸烟能增加患心脏病或癌症的机会。

（4）常运动：规律的体育锻炼是保持健康最好的办法，散步、游泳等不很剧烈的运动可以保持身体机敏灵活，还可增加与他人的接触。

（5）多乐趣：维持良好的社会关系，与家人、朋友、邻里保持联系。

（6）积极自信，乐观开朗，使人容易接近你。

（7）时时当心：你的生命和别人的生命有赖于你头脑清醒，视力清晰。

（8）坚持读书、看报、写字，做力所能及的事，

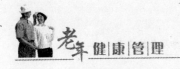

记得活到老、学到老、教到老。

十、老年人的健康评价、管理

　　健康评价、管理是对个体或群体的健康进行全面监测、分析、评估、指导以及对健康危险因素进行干预的过程。老年人的健康评价、管理是指对老年人的健康状况和疾病风险进行系列评估，指导老年人尽量避免影响健康的行为，控制危险因素，并在某些慢性疾病过程中增进相关专业人员与患者及看护间的沟通，对诊断和治疗措施进行评价，帮助老年人完善自我管理的过程。

第二章
老年人体检相关知识

一、什么是老年人体检

老年人体检是主动到医院或专门的体检中心对整个身体进行医学检查。体检的目的是：有病早发现、早诊断、早治疗；无病早预防、早调理、早保健；观察身体系统功能，适时给予干预；加强对自我身体机能的了解，改变不良的生活习惯。体检不包括有病后到医院做的针对疾病的相关检查。

老年人体检是一个初步的筛查，一些慢性疾病是可以发现的。比如，尿常规能够发现肾脏方面的严重疾病；高血压、乙肝以及明显的肺部疾病可以通过测量血压、验血和胸片检查发现。对于一些比较复杂的病，常规的体检只是相关检查的一小部分。比如，癌症晚期普遍症状之一是贫血，体检中检查血红蛋白是能够查出贫血的，而有一些癌症并没有贫血，常规体

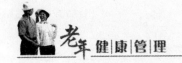

检是查不出来的。所以，不能只看检验结果是否正常，而忽视医生签署的体检报告以及报告中的健康指导建议。体检报告是主检医生综合各科体检结果分析后得出的，其中融汇了主检医生丰富的知识和经验。如果报告中建议你需对某项进行复检，那么你就应该尽快复查，这也就由体格检查延伸到疾病排查阶段了。

二、老年人体检意义

随着年龄的增长，人体全身各系统各脏器的结构和功能都会发生退行性改变，许多疾病的危害性及其死亡率也随之上升。体检是对身体健康状况进行全面检查，从而掌握个体健康信息，做出健康状态的评价。它是预防疾病、完善自我保健的一种重要形式，是预防保健和临床医学的具体结合。每位老年人只有了解了自己的健康状态，才能有针对性地进行保健和调理，收获健康和长寿。慢性病具有症状轻、病程长的特点，早期往往难以察觉，不少人是在出现慢性病的严重并发症时才来正视健康问题，就太迟了。健康似空气：它无色无味，当您拥有时，并不觉得它的存在与价值；只有它减少或将要丢失时，才会觉得它的珍贵！所以，老年人定期体检对健康长寿、防患未然意义重大。

三、体检的注意事项

（1）体检前要了解体检项目，根据个体健康状况提出体检内容。

（2）体检前核对体检内容是否属实，各种化验单和检查项目是否齐全，并保管好自己的体检资料。

（3）受检前一天不剧烈运动，不劳累，不聚餐，不聚会，不熬夜。晚餐不要太晚，忌高脂、高蛋白、高糖、高盐饮食，禁酒，晚12点后不要再喝水。

（4）体检抽血、上腹部B超、上消化道造影需空腹，受检当日早晨要禁食、禁水。女性妇科和男性膀胱、前列腺检查需要膀胱充盈后再做B超。

（5）服用降压药者体检前不要停药，以便体检医师对目前降压方案进行评价。糖尿病或其他慢性病患者，应在完成空腹检查项目后及时服药，不可因体检耽误常规治疗。

（6）测量血压与做心电图前均应短暂休息，保持安静平和，以保证检查结果的准确性。如果体检所测血压与平时血压不符合，应休息5~10分钟后再次测量。

（7）体检时面对医生的问询要如实回答陈述，这有助于医生准确分析判断。

（8）做完体检后要将全部查体资料交给导检人员，

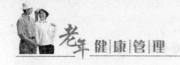

确认资料完整。

(9) 体检结论是主检医师对整个体检结果、检验结果的分析总结，并为受检者提出了健康指导建议，对体检者的健康指导、纠正不良行为及疾病预防意义重大。

四、老年人一般的体检项目

(1) 一般情况：身高、体重、血压。

(2) 专科检查：内科、外科、眼科、耳鼻喉科、口腔科，女性做妇科检查，男性做前列腺检查。

(3) 实验室检测：血细胞分析（血常规）、尿液分析、大便常规（含大便潜血试验）。血液检查包括肝功能、肾功能、血脂、血糖、血尿酸、血流变、肿瘤系列。糖尿病要增加糖化血红蛋白检查。

(4) 仪器检查：胸片、心电图、腹部 B 超。还可根据身体情况选做心脏彩超、颈部血管彩超、肺功能、消化道钡餐或胃镜检查、骨密度检查、颈椎三位片、腰椎片、颅脑 CT 等检查。

五、上消化道检查前准备

上消化道检查是检查胃和十二指肠有无病变，可选钡餐造影或胃镜。

钡餐造影是通过喝硫酸钡在 X 线透视下检查，是间接征象，可观察较大病变，无痛苦，老年人都可以接受。上消化道钡餐造影前 3 天须停服含铋、钙及碘的药物，以免残留药在肠管内与胃、十二指肠重叠，影响观察。检查前 8 小时禁食禁水。有习惯性便秘者，于造影前一日晚服缓泻剂。

胃镜需要使用胃镜插入来检查，不能配合的较难完成。胃镜下直接观看，可以放大，特殊染色，观察细微改变，还可以摘取小块活组织做病理切片，发现早期病变。做胃镜前要先测血压，做心电图，检查前 8 小时禁食禁水，检查前一定要取下假牙，松解领扣和裤带，要有家属陪同。

六、尿液标本的留取

（1）留取尿液的容器应清洁、干燥，避免污染。

（2）尿液必需新鲜，尿液常规检查的标本应在采集后 2 小时内检查完毕。任何时段的尿液均可，最好是清晨首次中段尿液，可获得较多信息，如蛋白、细菌和管型。

（3）留取尿液标本时，勿将阴道分泌物或大便混入尿液。

（4）在使用某些药物时会出现假阳性结果。如高浓度维生素C可影响尿液中葡萄糖、红细胞、胆红素

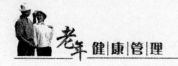

的测定；使用青霉素和氧哌青霉素时 6 小时内留尿可致尿蛋白结果异常。

（5）老年人膀胱造瘘者，要从导尿管直接留取中段尿液，或更换新尿袋后留取。

（6）体检也可取随机尿：到体检医院排尿，留取新鲜中段尿液。

（7）餐后尿：一般在餐后 2 小时留取，此标本对病理性糖尿、蛋白尿检测较敏感。

七、大便标本的留取

（1）标本采集通常采用自然排出的新鲜粪便，盛标本的容器应清洁、干燥、有盖、无吸水和渗漏。不得混有尿液和其他物质。

（2）标本尽量选取有黏液、脓血等不正常外观的粪便。外观无异常时，应从粪便远端、外表、深处多点取样送检。

（3）体检前应素食 3 天，并禁服铁剂、维生素 C 及动物血、肉类、含铁多的蔬菜和食品。铁剂可引起便隐血试验假阳性，而维生素 C 等具有还原性药物可引起便隐血试验假阴性。

八、肠道检查

建议 50 岁以上用肠镜做肠道检查，每 3~5 年检查一次。肠镜检查可发现一些癌前病变，如大肠息肉，能早防早治大肠癌。因肠镜检查需提前做肠道准备，故一般不作为体检常规项目。

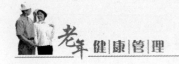

第三章

体检报告解读

一、血细胞检测

血液是由血浆和血细胞组成的流体组织。血液在心血管系统内循环流动，起着运输物质的作用。血细胞可分为红细胞（RBC）、白细胞（WBC）和血小板。红细胞内的蛋白质主要是血红蛋白（Hb）。红细胞的主要功能是运输氧和二氧化碳。

（一）红细胞与血红蛋白的检测

正常值：男性血红蛋白 120～160g/L，红细胞 $(4.0～5.5) \times 10^{12}/L$；女性血红蛋白 110～150g/L，红细胞 $(3.5～5.0) \times 10^{12}/L$。

检测结果分析：

1.红细胞及血红蛋白增多

指男性红细胞 $>6.0 \times 10^{12}/L$，血红蛋白 >170g/L；

女性红细胞 >5.5×10^{12}/L，血红蛋白 >160g/L。

相对增多：见于严重呕吐、腹泻、大量出汗、大面积烧伤、甲状腺功能亢进危象、糖尿病酮症酸中毒、尿崩症等。

绝对增多：分为继发性和原发性两类。继发性红细胞增多症是红细胞生成素增多所致，可因缺氧（低氧）代偿性增加，如高海拔、严重慢性心肺疾病等；也因某些肿瘤或肾脏疾病非代偿性增加。原发性又称为真性红细胞增多症，是一种原因未明的红细胞增多为主的骨髓增殖性疾病，红细胞高达（7～10）×10^{12}/L，血红蛋白 180～240g/L。

2.红细胞及血红蛋白减少

生理性减少：见于部分老年人、妊娠中晚期。

病理性减少：见于各种贫血。

（二）白细胞的检测

正常值：成人（4～10）×10^9/L。

白细胞含 5 种类型：中性粒细胞、嗜酸性粒细胞、嗜碱性粒细胞、淋巴细胞和单核细胞。各类型白细胞均参与机体的防御功能。白细胞通过血液运输，在某些化学物质的吸引下，游走到炎症部位，将细菌等异物吞噬，进而将其消化、杀灭。

白细胞总数高于正常值称白细胞增多，低于正常值称白细胞减少。白细胞总数的增多或者减少主要受

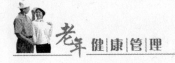

中性粒细胞数量的影响，淋巴细胞等数量上的改变也会引起白细胞总数的变化。

检测结果分析：

1.中性粒细胞增多

中性粒细胞正常百分数为 50%～70%。中性粒细胞增多常伴随白细胞的增多。

生理情况下外周血白细胞及中性粒细胞一天内的数量存在着变化，下午较早晨为高，剧烈运动、劳动、饱餐、高温或严寒亦使其暂时性升高。

病理性增多见于：

（1）急性感染：特别是化脓性球菌感染为最常见的原因。应注意，在某些极重度感染时，白细胞总数不但不高，反而减低。

（2）严重的组织损伤及大量血细胞破坏：严重外伤，较大手术后，大面积烧伤，急性心肌梗死及严重的血管内溶血后 12～36h，白细胞总数及中性粒细胞可增多。

（3）急性大出血：在急性大出血后 1～2h 内，周围血中的血红蛋白的含量及红细胞数尚未下降，而白细胞数及中性粒细胞却明显增多，特别是内出血时，白细胞可高达 20×10^9/L。

（4）急性中毒：常见于代谢性疾病，如糖尿病酮症酸中毒、尿毒症；急性化学药物中毒，如铅、汞、安眠药中毒。

（5）白血病、骨髓增殖性疾病及恶性肿瘤：特别是消化道肿瘤，如肝癌、胃癌。

2.中性粒细胞减少

白细胞总数低于 $4 \times 10^9/L$ 称白细胞减少。当中性粒细胞绝对值少于 $1.5 \times 10^9/L$，称为粒细胞减少症，低于 $0.5 \times 10^9/L$ 时称为粒细胞缺乏症。

引起中性粒细胞减少的原因有：

（1）感染：特别是格兰阴性杆菌感染，如伤寒、副伤寒杆菌感染时，白细胞总数与中性粒细胞均减少。某些病毒感染性疾病，如流感、病毒性肝炎、水痘、风疹、巨细胞病毒感染时，白细胞亦常减低。

（2）血液系统疾病：再生障碍性贫血、巨幼细胞贫血、严重缺铁性贫血、阵发性睡眠性血红蛋白尿、骨髓转移癌等。白细胞减少同时常伴血小板及红细胞减少。

（3）物理、化学因素损伤：X 线、γ 射线、放射性核素等物理因素，以及化学因素如氯霉素、磺胺类药、甲硝唑、抗肿瘤药、抗糖尿病及抗甲状腺药物等。

（4）单核－吞噬细胞系统功能亢进：各种原因引起的脾脏肿大及其功能亢进，如门脉性肝硬化、淋巴瘤。

（5）自身免疫性疾病：如系统性红斑狼疮，产生自身抗体导致白细胞减少。

3.嗜酸性粒细胞

嗜酸性粒细胞正常百分数 0.5% ~ 5%。

嗜酸性粒细胞增多：见于过敏性疾病，如支气管哮喘、药物过敏、荨麻疹、食物过敏；寄生虫病；皮肤病，如湿疹、剥脱性皮炎、银屑病；血液病，如慢性粒细胞白血病、淋巴瘤、多发性骨髓瘤、嗜酸性粒细胞肉芽肿；某些传染病，如猩红热。

嗜酸性粒细胞减少：见于伤寒、副伤寒、手术、烧伤、应激状态等。

4.嗜碱性粒细胞

嗜碱性粒细胞正常百分数 0～1%。

嗜碱性粒细胞增多见于：过敏性疾病，如过敏性结肠炎、药物、食物过敏、红斑及类风湿关节炎；血液病，如慢性粒细胞白血病、嗜碱性粒细胞白血病、骨髓纤维化；恶性肿瘤，常见于转移癌；其他，如糖尿病、流感、结核。

5.淋巴细胞

淋巴细胞正常百分数 20%～40%。

淋巴细胞增多：常见于感染性疾病，主要为病毒感染，如麻疹、风疹、水痘、流行性腮腺炎、传染性单核细胞增多症、传染性淋巴细胞增多症、病毒性肝炎、流行性出血热，以及柯萨奇病毒、腺病毒、巨细胞病毒等感染。也可见于百日咳杆菌、结核分枝杆菌、布鲁菌、梅毒螺旋体、弓形虫等的感染；肿瘤性疾病，如急性和慢性淋巴细胞白血病、淋巴瘤；急性传染病的恢复期；移植排斥反应。

淋巴细胞减少：主要见于应用肾上腺皮质激素、放射线损伤、免疫缺陷性疾病、丙种球蛋白缺乏症等。

6.单核细胞

单核细胞正常百分数 3% ~ 8%。

单核细胞增多：见于某些感染，如感染性心内膜炎、疟疾、黑热病、急性感染的恢复期、活动性肺结核等；某些血液病，如单核细胞白血病、粒细胞缺乏症恢复期、多发性骨髓瘤、恶性组织细胞病、淋巴瘤、骨髓增生异常综合征等。

（三）血小板检测

正常值：血小板计数（PC 或 PLT）的正常值为（100 ~ 300）× 10⁹/L。血小板的功能是维持血管的完整性，参与止血过程。

检测结果分析：

1.血小板增多

原发性增多见于骨髓增殖性疾病，如真性红细胞增多症和原发性血小板增多症、骨髓纤维化早期及慢性粒细胞白血病等；反应性增多见于急性感染、急性溶血、某些癌症患者。

2.血小板减少

（1）血小板生成障碍，如再生障碍性贫血、放射性损伤、急性白血病、巨幼细胞贫血、骨髓纤维化晚期等。

（2）血小板破坏或消耗增多，如原发性血小板减少性紫癜(ITP)、系统性红斑狼疮（SLE）、恶性淋巴瘤、上呼吸道感染。

（3）血小板分布异常，如脾肿大、血液稀释等。

二、红细胞沉降率测定（ESR 或血沉）

正常值：男性 0～15/1h 末，女性 0～20/1h 末。

检测结果分析：

血沉增快有生理性增快和病理性增快之分，生理性增快见于 60 岁以上的高龄者和妇女月经期，病理性增快则见于：

（1）各种炎症性疾病：急性细菌性炎症时，炎症发生后 2～3 天即可见血沉增快。风湿热、结核病时，因纤维蛋白原及免疫球蛋白增加，血沉明显加快。

（2）组织损伤及坏死：如急性心肌梗死时血沉增快，而心绞痛时则无改变。

（3）恶性肿瘤：增长迅速的恶性肿瘤血沉增快，可能与肿瘤细胞分泌糖蛋白、肿瘤组织坏死、继发感染或贫血等因素有关。

（4）各种原因导致血浆球蛋白相对或绝对增高时，血沉均可增快，如慢性肾炎、肝硬化、多发性骨髓瘤。

（5）其他：部分贫血患者，血沉可轻度增快。动脉粥样硬化、糖尿病、肾病综合征、粘液水肿等患者，血中胆固醇高，血沉亦见增快。

三、血液流变学检测

主要是测定血液粘稠度。血液粘稠度随切变率的变化而变化，分为高切变率、中切变率、低切变率。切变率高，血液粘稠度大，流动性差，形成血栓的危险性高；反之则血液粘稠度小，流动性好，形成血栓的危险性小。

分类：

（1）全血粘度：高切变率下反映红细胞变形程度，高切粘度高，红细胞变形性差，全血粘度高。低切变率下反映红细胞聚集程度，低切粘度高，红细胞聚集性强，全血粘度高。中切变率是过渡点，意义不十分重要。

（2）血浆粘度：不随切变率的变化而变化，血浆粘度的高低主要取决于血浆蛋白（主要是纤维蛋白）浓度。

（3）红细胞压积：红细胞压积增高则血液粘度增加。

（4）全血还原粘度：分为高切还原粘度、中切还原粘度、低切还原粘度，与全血粘度意义相同。

（5）红细胞聚集指数：反映红细胞聚集性及程度的一个客观指标，增高表示聚集性增强，全血粘度增高。

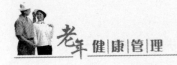

（6）红细胞变形指数：红细胞变形指数大，红细胞的硬化程度高，红细胞变形性差，血液流动性差。

检测结果分析：

（1）全血粘度测定。

血液粘度增高：见于冠心病、心肌梗死、高血压病、脑血栓形成、糖尿病、高脂血症、恶性肿瘤、肺源性心脏病、真性红细胞增多症、多发性骨髓瘤、原发性巨球蛋白血症、烧伤等。

血液粘度降低：见于贫血、重度纤维蛋白原和其他凝血因子缺乏症。

（2）血浆粘度测定。

血浆粘度增高：见于血浆球蛋白和（或）血脂增高的疾病，如多发性骨髓瘤、原发性巨球蛋白血症、糖尿病、高脂血症、动脉粥样硬化等。

四、尿液检测

尿液检测是泌尿系统疾病最常用的项目。泌尿系统有炎症、结石、结核、肿瘤等疾病时，尿液成分会发生变化。尿液也可反映机体的代谢状况，如尿糖检测。

（一）一般性检查

1.酸碱反应（pH 值）

正常值：pH 值为 6.5，可波动在 4.5 ~ 8.0 之间。

由于膳食结构的影响，尿液酸碱度可有较大的生理性变化，肉食为主者尿液偏酸性，素食为主者尿液偏碱性。

检测结果分析：

（1）尿 pH 值降低：见于酸中毒、高热、痛风、糖尿病及服用氯化铵、维生素 C 等酸性药物。

（2）尿 pH 值增高：见于碱中毒、尿潴留、膀胱炎、肾小管性酸中毒、使用利尿剂等。

2.尿液比重

正常值：正常值 1.015～1.025，晨尿最高。

检测结果分析：

（1）尿比重增高：血容量不足导致的肾前性少尿、糖尿病、急性肾小球肾炎、肾病综合征等。

（2）尿比重降低：大量饮水、慢性肾小球肾炎、慢性肾衰竭、肾小管间质疾病、尿崩症等。

（二）化学检查

1.尿蛋白（PRO）

正常值：阴性（-）。

检测结果分析：

尿蛋白定性试验阳性（+），或定量试验超过150mg/24h 尿，称为蛋白尿。

（1）生理性蛋白尿：在剧烈运动、发热、寒冷、精神紧张、交感神经兴奋及使用血管活性药物时，肾脏血管痉挛、充血，导致肾小球毛细血管壁通透性增加而出现的蛋白尿。

（2）病理性蛋白尿：见于肾小球肾炎、肾病综合征等原发性肾小球损害性疾病，糖尿病、高血压、系统性红斑狼疮、妊娠高血压综合征等继发性肾小球损害性疾病，以及肾小管病变。

（3）假性蛋白尿：尿中混有大量血、脓、黏液等成分而导致假阳性结果，见于肾脏以下尿道疾病，如膀胱炎、尿道炎、尿道出血及尿内渗入阴道分泌物。

2.尿糖（GLU）

正常值：尿糖定性试验阴性（–），定量为 0.56 ～ 5.0mmol/24h尿。

检测结果分析：

（1）血糖增高性糖尿：糖尿病为最常见原因。在甲状腺功能亢进、嗜铬细胞瘤等内分泌疾病可使血糖增高出现糖尿，称之为继发性高血糖性糖尿。还见于肝硬化、胰腺炎、胰腺癌等疾病时。

（2）血糖正常性糖尿：血糖浓度正常，因肾小管病变导致对葡萄糖的重吸收能力降低出现糖尿，又称肾性糖尿。见于慢性肾炎、肾病综合征、间质性肾炎、家族性糖尿等。

（3）暂时性糖尿：①生理性糖尿，如大量进食碳水化合物或静脉注射大剂量葡萄糖致一时性血糖升高，尿糖阳性。②应激性糖尿，在颅脑外伤、脑出血、急性心肌梗死等急症时，由于肾上腺素、胰高血糖素分泌过多或延脑血糖中枢受到刺激所致。

3.酮体（KET）

正常值：阴性（–）。

检测结果分析：

（1）糖尿病性酮尿：见于糖尿病较重时，常伴有酮症酸中毒。

（2）非糖尿病性酮尿：见于高热、严重呕吐、腹泻、长时间饥饿、禁食、酒精性肝炎、肝硬化等。

4.尿胆红素（BIL）与尿胆原（UBG）

正常值：尿胆红素定性阴性（–），尿胆原定性为阴性（–）或弱阳性（±）。

检测结果分析：

（1）尿胆红素增高：见于急性黄疸性肝炎、阻塞性黄疸、门静脉周围炎、肝纤维化及药物所致的胆汁淤积。

（2）尿胆原增高：见于肝细胞性黄疸和溶血性黄疸。

5.显微镜检查

正常值：红细胞0～3个/HP，白细胞或脓细胞0～5个/HP。

检测结果分析：

（1）镜下血尿：尿沉渣镜检红细胞>3个/HP。

（2）肾小球源性血尿：多形性红细胞>80%，见于急性肾小球肾炎、急进性肾炎、慢性肾炎、紫癜性肾炎、狼疮性肾炎。

(3) 非肾小球源性血尿：多形性红细胞 <50%，见于肾结石、泌尿系肿瘤、肾盂肾炎、多囊肾、急性膀胱炎、肾结核。

(4) 大量白细胞：多为泌尿系感染如肾盂肾炎、肾结核、膀胱炎或尿道炎。

五、粪便检测

粪便检测对了解消化道及通向肠道的肝、胆、胰腺等器官有无病变，间接地判断胃肠、胰腺、肝胆系统的功能状况有重要价值。

1.一般性检查

黏液便：正常粪便中的少量黏液与粪便均匀混合不易察觉。小肠炎症时增多的黏液均匀地混于粪便中。大肠病变时因粪便已逐渐形成，黏液不易与粪便混合。直肠的黏液则黏附于粪便的表面。

2.化学检查粪便隐血试验（OB）

正常值：阴性（－）。

检测结果分析：

隐血试验阳性对消化道出血鉴别诊断有意义：①消化性溃疡，阳性率为 40%～70%，呈间歇阳性。②消化道恶性肿瘤，如胃癌、结肠癌，阳性率可达95%，呈持续性阳性。③急性胃黏膜病变、肠结核、炎症性肠病等常为阳性。

隐血试验常用于筛查消化道肿瘤：持续阳性常提示为胃肠道的恶性肿瘤，间歇阳性提示为其他原因的消化道出血。

3.细菌学检查

粪便中细菌极多，占干重 1/3，多属正常菌群。大肠杆菌、厌氧菌和肠球菌是成人粪便中主要菌群，产气杆菌、变形杆菌、绿脓杆菌多为过路菌，此外还有少量芽孢菌和酵母菌。以上细菌出现均无临床意义。

六、肾脏功能检测项目

肾脏是一个重要的生命器官，其主要功能是生成尿液，维持体内水、电解质、蛋白质和酸碱度的平衡，同时也兼有内分泌功能，如产生肾素、红细胞生成素、活性维生素 D 等，调节血压、钙磷代谢和红细胞生成。肾功能检测是判断肾脏疾病严重程度和预测预后、判断治疗效果的重要指标，但无早期诊断价值。

（一）血清肌酐检测（Cr）

正常值：正常值 53～106μmol/L。

检测结果分析：

（1）血 Cr 增高见于各种原因引起的肾小球滤过功

能减退。血清肌酐进行性升高为急性器质性肾损害的指标，可伴少尿或非少尿。慢性肾衰竭血清肌酐升高程度与病变的严重性一致：肾衰竭代偿期，血清肌酐<178μmol/L；肾衰竭失代偿期，血清肌酐>178μmol/L；肾衰竭期，血清肌酐 >445μmol/L，显著升高。

（2）BUN/Cr（mg/dl）：器质性肾衰竭，BUN 与 Cr 同时增高，因此 BUN/Cr≤10:1；肾前性少尿，肾外因素所致的氮质血症，BUN 可较快上升，但血 Cr 不相应上升，此时 BUN/Cr 常 >10:1。

（3）老年人、肌肉消瘦者 Cr 可能偏低。

（二）血尿素氮检测（BUN）

正常值：血尿素氮 3.2～7.1mmol/L。

血尿素氮是蛋白质代谢的终末产物，体内氨基酸脱氨基分解成 α-酮基和 NH_3，NH_3 在肝脏内和 CO_2 生成尿素，因此尿素的生成量取决于饮食中蛋白质摄入量、组织蛋白质分解代谢及肝功能状况。

检测结果分析：

BUN 升高见于：

（1）器质性肾功能损害：各种原发性肾小球肾炎、肾盂肾炎、间质性肾炎、肾肿瘤、多囊肾等所致的慢性肾衰竭。急性肾衰竭肾功能轻度受损时，BUN 可无变化，但肾小球滤过率（GFR）下降至 50% 以下，BUN 才能升高。因此血 BUN 测定不能作为早期肾功能指标。但对慢性肾衰竭，尤其是尿毒症 BUN 增高的程度一般与病情严重性一致：肾衰竭代偿期 GFR 下降至50ml/min，血 BUN<9mmol/L；肾衰竭失代偿期，血BUN>9mmol/L；肾衰竭期，血 BUN>20mmol/L。

（2）蛋白质分解或摄入过多：如急性传染病、高热、上消化道大出血、大面积烧伤。

（三）血尿酸检测（UA）

正常值：<420μmol/L。

尿酸为核蛋白和核酸中嘌呤的代谢产物，既可来自体内，亦可来自食物中嘌呤的分解代谢。肝是尿酸的主要生成场所，除小部分尿酸可在肝脏进一步分解或随胆汁排泄外，剩余的均从肾排泄。因此，血尿酸浓度受肾小球滤过功能和肾小管重吸收功能的影响。

检测结果分析：

（1）血尿酸浓度升高见于：①肾小球滤过功能损伤。②体内尿酸生成异常增多，如遗传性酶缺陷所致的原发性痛风，以及多种血液病、恶性肿瘤等因细胞大量破坏所致的继发性痛风。③长期使用利尿剂和抗结核药吡嗪酰胺、慢性铅中毒和长期禁食者。

（2）血尿酸浓度降低见于：肝功能严重损害，如范可尼综合征、急性肝坏死、肝豆状核变性。此外，慢性镉中毒、使用磺胺及大剂量糖皮质激素亦可使血尿酸降低。

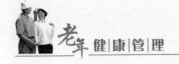

（四）肾功能检测项目的选择和应用

肾脏有强大的贮备能力，早期肾病变往往没有或极少有症状和体征，故早期诊断很大程度上要依赖于实验室检测。

第一，常规检查或健康体检可选尿液一般性检查。

第二，已确诊患有糖尿病、高血压、系统性红斑狼疮等可导致肾病变的全身性疾病者，宜选择和应用较敏感的尿微量清蛋白、α1-MG（α1-微球蛋白）及β2-MG（β2-微球蛋白）等。

第三，在反映肾小球过滤功能上，血肌酐、尿酸、尿素氮只在晚期肾脏疾病或肾有较严重损害时才有意义。

第四，为了解肾盂肾炎、间质性肾炎、全身性疾病和药物（毒物）所致肾小管病变时，可考虑选用α1-MG、β2-MG及肾小管的稀释－浓缩功能试验。

七、肝功能常用检测项目

肝脏是人体内脏里最大的实质性器官，是人体消化系统中最大的消化腺，功能繁多，亦被称为人体的"加工厂"，这不仅不过分，而且也只表达了肝脏的一部分功能而已。

肝功能有两层意思：一层是指肝脏的生理功能，即解毒功能、代谢功能、分泌胆汁功能、免疫防御功能、肝脏再生功能等，参与体内蛋白质、氨基酸、糖、脂类、维生素、激素、胆红素、胆汁酸等物质的代谢；另一层是指医院检验科里的医学检验项目，包括胆红素、白蛋白、球蛋白、转氨酶、r-谷氨酰转肽酶等等。

（一）蛋白质代谢功能检测

肝脏合成大部分的血浆蛋白，如清蛋白（即白蛋白）、糖蛋白、脂蛋白、多种凝血因子、抗凝因子及各种转运蛋白，肝脏是合成清蛋白的唯一场所。当肝细胞受损严重时，这些血浆蛋白质合成减少，尤其是清蛋白减少，导致低清蛋白血症。血清清蛋白水平是反映慢性肝损伤的很好的指标之一。γ球蛋白为免疫球蛋白，由B淋巴细胞及浆细胞产生。当肝脏受损，尤其是慢性炎症时，刺激单核-吞噬细胞系统，γ球蛋白生成增加。

血清总蛋白（TP）和清蛋白（A）、球蛋白（G）比值测定：

90%以上的血清总蛋白和全部的血清清蛋白是由肝脏合成，因此血清总蛋白和清蛋白含量是反映肝脏合成功能的重要指标。肝脏每天大约合成清蛋白120mg/kg。总蛋白含量减去清蛋白含量，即为球蛋白。

正常值：血清总蛋白 60～80g/L，清蛋白 40～55g/L，球蛋白20～30g/L，A/G 为（1.5～2.5）/1。血清总蛋白及清蛋白含量与性别无关，但和年龄相关，60

岁以后约降低 2g/L，血清清蛋白占总蛋白量至少达 60%，球蛋白不超过 40%。剧烈运动后，血清总蛋白可增高，卧位比直立位约低 3～5g/L。

检测结果分析：

血清总蛋白降低一般与清蛋白减少相平行，总蛋白升高同时有球蛋白升高。只有当肝脏受损病变达到一定程度和在一定病程后才能出现血清总蛋白的改变，因此常用于检测慢性肝损伤，并可反映肝实质细胞储备功能。

（1）血清总蛋白及清蛋白增高。

主要由于血清水分减少，使单位容积总蛋白浓度增加，见于严重脱水、休克、饮水不足、肾上腺皮质功能减退等。

（2）血清总蛋白及清蛋白降低。

①肝细胞损害影响总蛋白与清蛋白合成：常见肝脏疾病有亚急性重症肝炎、慢性中度以上持续性肝炎、肝硬化、肝癌等，以及缺血性肝损伤、毒素诱导性肝损伤。清蛋白减少常伴有 γ 球蛋白增加，清蛋白含量与有功能的肝细胞数量呈正比。清蛋白持续下降，提示肝细胞坏死进行性加重，预后不良。血清总蛋白 <60g/L，或清蛋白 <25g/L 称为低蛋白血症。

②营养不良：如蛋白质摄入不足或消化吸收不足。

③蛋白质丢失过多：如蛋白丢失性肠病。

④消耗增加：见于慢性消耗性疾病，如重症结核、

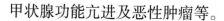

甲状腺功能亢进及恶性肿瘤等。

⑤血清水分增加：如水钠潴留或静脉补充过多的晶体溶液。

（3）血清总蛋白及球蛋白增高。

当血清总蛋白＞80g/L 或球蛋白＞35g/L，分别称为高蛋白血症或高球蛋白血症。总蛋白增高主要因球蛋白增高，其中又以 γ 球蛋白增高为主。

①慢性肝脏疾病：包括自身免疫性慢性肝炎、慢性活动性肝炎、肝硬化、慢性酒精性肝病等；球蛋白增高程度与肝脏病严重性相关。

②M 球蛋白血症：如多发性骨髓瘤、淋巴瘤、原发性巨球蛋白血症等。

③自身免疫性疾病：如系统性红斑狼疮、风湿热、类风湿关节炎等。

④慢性炎症与慢性感染：如结核病、慢性血吸虫病等。

（二）胆红素代谢检测

胆红素是血液循环中衰老红细胞在肝、脾及骨髓的单核－吞噬细胞系统中分解和破坏的产物。临床上通过检测血清总胆红素、结合胆红素（直接胆红素）、非结合胆红素（间接胆红素）、尿内胆红素及尿胆原，借以诊断有无溶血及判断肝、胆系统在胆色素代谢中的功能状态。

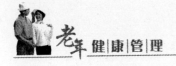

正常值：总胆红素 1.7～21μmol/L；直接胆红素（CB）0～6.8μmol/L；间接胆红素（UCB）0～14μmol/L。

检测结果分析：根据结合胆红素与总胆红素（STB）比值，可协助鉴别黄疸类型，如 CB/STB＜20%提示为溶血性黄疸，20%～50%之间常为肝细胞性黄疸，比值＞50%为胆汁淤积性黄疸。结合胆红素测定可能有助于某些肝胆疾病的早期诊断。肝炎的黄疸前期、无黄疸型肝炎、失代偿期肝硬化、肝癌等，30%～50%患者表现为 CB 增加，而 STB 正常。

（三）血清酶及同工酶检测

肝脏是人体含酶最丰富的器官，酶蛋白含量约占肝总蛋白含量的 2/3。肝细胞中所含酶种类已知约数百种，在全身物质代谢及生物转化中都起重要作用，但常用于临床诊断不过 10 余种。有些酶存在于肝细胞内，当肝细胞损伤时细胞内的酶释放进入血流，使血清中的这些酶活性升高，如丙氨酸氨基转移酶（ALT）、天门冬氨酸氨基转移酶（AST）、醛缩酶、乳酸脱氢酶（LDH）。有些酶是由肝细胞合成，当患肝病时，这些酶活性降低，如凝血酶。肝脏和某些组织合成的酶释放到血液中，从胆汁中排出，当胆道阻塞时，其排泄受阻，致使血清中这些酶的活性升高，如碱性磷酸酶（ALP）、γ-谷氨酰转肽酶（γ-GT）。有些酶活性与肝纤维组织增生有关，当肝脏发生纤维化时，血清中这些酶活性增高，如单胺氧化酶（MAO）、脯氨酰羟化酶（PH）等。

1.血清氨基转移酶

血清氨基转移酶简称转氨酶，用于肝功能检查主要是丙氨酸氨基转移酶（ALT，旧称 GPT）和天门冬氨酸氨基转移酶（AST，旧称谷氨酸草酰乙酸转移酶，GOT）。ALT 主要分布在肝脏，其次是骨骼肌、肾脏、心肌等组织中；AST 主要分布在心肌，其次在肝脏、骨骼肌和肾脏组织中。在肝细胞中，ALT 主要存在于非线粒体中，而大约 80% 的 AST 存在于线粒体内。ALT 漏出率远大于 AST，此外 ALT 与 AST 的血浆半衰期分别为 47h 和17h，因此 ALT 测定反应肝细胞损伤的灵敏度较 AST 为高。但在严重肝细胞损伤时，线粒体膜亦损伤，可导致线粒体内 AST 的释放，血清中 AST/ALT 比值升高。

正常值：ALT 10 ~ 40U/L；AST 10 ~ 40U/L；ALT/AST≤1。

检测结果分析：

（1）急性病毒性肝炎：ALT 与 AST 均显著升高，可达正常上限的 20 ~ 50 倍，甚至 100 倍，但 ALT 升高更明显。通常 ALT>300U/L、AST>200U/L、ALT/AST>1，是诊断急性病毒性肝炎重要的检测手段，但转氨酶的升高程度与肝脏损害的严重程度无关。在急性肝炎恢复期，如转氨酶活性不能降至正常或再上升，提示急性病毒性肝炎转为慢性。

（2）慢性病毒性肝炎：转氨酶轻度上升或正常，ALT/AST>1。若 AST 升高较 ALT 显著，即 ALT/AST<1，提示慢性肝炎可能进入活动期。

（3）酒精性肝炎、药物性肝炎、脂肪肝、肝癌等非病毒性肝病，转氨酶轻度升高或正常，且 ALT/AST<1。酒精性肝炎 AST 显著升高，ALT 接近正常。

（4）肝硬化：可不同程度增高或降低。

（5）急性心肌梗死后 6～8h，AST 增高，18～28h 达高峰，其值可参考值上限的 4～10 倍，与心肌坏死范围和程度有关，4～5天后恢复，若再次增高提示梗死范围扩大或新的梗死发生。

（6）其他疾病：如骨骼肌疾病、肺梗死、肾梗死、胰梗死、休克及传染性单核细胞增多症，转氨酶轻度升高（50～200U/L）。

2.碱性磷酸酶（ALP）

正常值：40～150U/L。

检测结果分析：

（1）肝胆系统疾病：各种肝内、外胆管阻塞性疾病，如胰头癌、胆道结石引起的胆管阻塞、原发性胆汁性肝硬化、肝内胆汁淤积等，ALP 明显升高，且与血清胆红素升高相平行。

（2）黄疸的鉴别诊断。

（3）骨骼疾病，如纤维性骨炎、佝偻病、骨软化症、成骨细胞瘤及骨折愈合期，血清 ALP 升高。

3.γ-谷氨酰转肽酶（GGT，旧称 γ-GT）

正常值：8～64U/L。

检测结果分析：

（1）胆道阻塞性疾病：常见于原发性胆汁性肝硬化、硬化性胆管炎等所致的慢性胆汁淤积、肝癌。

（2）急性和慢性病毒性肝炎、肝硬化：急性肝炎时，GGT呈中等程度升高，慢性肝炎、肝硬化的非活动期，酶活性正常，若GGT持续升高，提示病变活动或病情恶化。

（3）急性和慢性酒精性肝炎、药物性肝炎：GGT可呈明显或中度以上升高。

（4）其他：脂肪肝、胰腺炎、胰腺肿瘤、前列腺肿瘤等 GGT 亦可轻度增高。

（四）常见肝脏病检测指标变化特点

（1）急性肝损伤：在较短时间内迅速发生的肝细胞损伤统称为急性肝损伤，主要包括各种急性病毒性肝炎、急性缺血性肝损伤及急性毒性肝损伤。急性肝损伤的主要实验室检测变化特征是转氨酶的显著升高，AST>200U/L，ALT>300U/L，通常超过参考值上限 8 倍以上，常常伴有血清胆红素的升高。

(2) 慢性肝损伤：在较长时间内（>6 个月）肝细胞发生持续性损伤被称为慢性肝损伤，主要包括慢性病毒性肝炎、自身免疫性肝炎、原发性胆汁性肝硬化。慢性肝损伤时，血清转氨酶轻度升高，通常在其参考值上限 4 倍以下。大多数慢性肝损伤血清 ALT 的升高往往大于 AST 的升高，但慢性酒精性肝炎患者血清 AST 升高则大于 ALT 的升高。如果病人有饮酒史，且血清 AST 为 ALT 的 2 倍以上，则可诊断为酒精性肝炎。此外，当慢性肝损伤发展为肝硬化时，ALT 可正常，AST 却仍然升高。胆红素代谢及排泄基本正常，血清 ALP 往往在参考值内。

(3) 肝硬化：肝硬化时血清 ALT/AST 比值常 <1，纤维化程度越高，则比值越低。此外，血小板减少、凝血酶原时间延长、清蛋白合成减少、球蛋白增加。

（五）肝功检查体检应用

健康体格检查时，可选择 ALT、AST、A/G 比值、胆红素、γ-GT、肝炎病毒标志物。必要时可增加 ALP、血清蛋白测定。

（六）乙型肝炎病毒（HBV）标志物检测

(1) 乙肝表面抗原（HBsAg）阳性。见于急性乙肝的潜伏期，发病时达高峰；如果发病后 3 个月不转阴，则易发展成慢性乙型肝炎或肝硬化。携带者

HBsAg 也呈阳性。

（2）乙肝表面抗体（抗 –HBs）阳性。是种保护性抗体，可阻止 HBV 穿过细胞膜进入新的肝细胞。抗 –HBs 阳性提示机体对乙肝病毒有一定程度的免疫力。抗 –HBs 一般在病发后 3 ~ 6个月才出现，可持续多年。注射过乙型肝炎疫苗或抗 –HBs 免疫球蛋白者，抗 –HBs 可呈阳性反应。

（3）乙肝 e 抗原（HBeAg）阳性。表明乙型肝炎处于活动期，并有较强的传染性。HBeAg 持续阳性，表明肝细胞损害较重，且可转化为慢性乙型肝炎或肝硬化。

（4）乙肝 e 抗体（抗 –HBe）阳性。在慢性乙型肝炎为 48%，肝硬化为 68.3%，肝癌为 80%。抗 –HBe 阳性表示大部分乙肝病毒被消除，复制减少，传染性减低，但并非无传染性。

（5）乙肝核心抗体（抗 –HBc）阳性。抗 –HBc 总抗体主要反映的是抗 –HBcIgG。抗 –HBc 检出率比 HBsAg 更敏感。抗 –HBc 在乙型肝炎中检出率平均为 78.8%，在慢性肝炎和肝癌中的检出率分别为 97.8%和 81.8%，在 HBsAg 携带者中多为阳性，在 HBsAg 阴性者中仍有 6%的阳性率。此外，抗 –HBc 检测也可用作乙型肝炎疫苗和血液制品的安全性鉴定和献血员的筛选。抗 –HBcIgG 对机体无保护作用，其阳性可持续数十年甚至终身。

平时大家常说的乙肝大三阳是指乙肝表面抗原（HBsAg）阳性，乙肝 e 抗原（HBeAg）阳性，乙肝核心抗体（抗–HBc）阳性，代表急性乙肝或慢性乙肝，乙肝病毒复制活跃，传染性强，需积极进行抗病毒治疗。

乙肝小三阳是指乙肝表面抗原（HBsAg）阳性，乙肝 e 抗体（抗–HBe）阳性，乙肝核心抗体（抗–HBc）阳性，代表急性乙肝或慢性乙肝，乙肝病毒复制减弱，传染性不强。

乙肝标志物检测与分析

HBsAg	HBeAg	抗 HBc	抗 HBc-IgM	抗 HBe	抗 HBs	检测结果分析
+	+	-	-	-	-	急性 HBV 感染早期，HBV 复制活跃
+	+	+	-	-	-	急性或慢性 HB，HBV 复制活跃
+	-	+	-	-	-	急性或慢性 HB，HBV 复制减弱
+	-	+	+	+	-	急性或慢性 HB，HBV 复制减弱
+	-	-	-	+	-	HBV 复制停止
-	-	+	+	-	-	HBsAg/ 抗 –HBs 空白期，可能 HBV 处于平静携带中
-	-	+	-	-	-	既往 HBV 感染，未产生抗 –HBs
-	-	+	+	+	-	抗 –HBs 出现前阶段，HBV 低度复制

续表

HBsAg	HBeAg	抗 HBc	抗 HBc-IgM	抗 HBe	抗 HBs	检测结果分析
−	−	+	−	+	+	HBV 感染恢复阶段
−	−	+	−	−	+	HBV 感染恢复阶段
+	+	+	+	−	+	不同亚型（变异性）HBV 再感染
+	−	−	−	−	−	HBV-DNA 处于整合状态
−	−	−	−	−	+	病后或接种 HB 疫苗后获得性免疫
−	+	+	−	−	−	HBsAg 变异的结果
+	−	+	−	+	+	表面抗原、e抗原变异

八、血糖及其代谢产物的检测

　　糖是一大类有机化合物，是自然界最丰富的物质之一，广泛分布于所有生物体内。糖在生命活动中的主要作用是提供能源和碳源。人体所需能量的 50%~70%来自于糖。食物中的糖类主要是淀粉，淀粉被消化成其基本组成单位葡萄糖后吸收入血。血液中运输的也是葡萄糖。葡萄糖最主要的功能是提供能量，也是组成人体组织结构的重要成分。

　　血糖是指血中的葡萄糖。血糖水平相当恒定，维持在 3.89~6.11mmol/L 之间。血糖的来源为肠道吸收、肝糖原分解或肝内糖异生生成的葡萄糖释入血液内。血糖的去路为周围组织以及肝的摄取利用，用于氧化

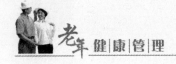

供能。脂肪组织和肝还可将其转变为甘油三酯等。

糖代谢不是孤立的，血糖水平保持恒定是糖、脂肪、氨基酸代谢协调的结果，也是肝、肌肉、脂肪组织等各器官组织代谢协调的结果。机体的各种代谢以及各器官之间这样精确协调，主要依靠激素的调节。胰岛素是体内唯一的降低血糖的激素，也是唯一同时促进糖原、脂肪、蛋白质合成的激素。胰高血糖素是体内主要升高血糖的激素。糖皮质激素也可引起血糖升高，肝糖原增加。肾上腺素是强有力的升高血糖的激素。肾上腺素主要在应激状态下发挥调节作用。当人体糖代谢发生障碍时可引起血糖水平的紊乱，常见的症状有高血糖和低血糖。糖尿病是最常见的糖代谢紊乱疾病。

（一）空腹血糖（FBG）检测

空腹血糖是诊断糖代谢紊乱的最常用和最重要的指标。以空腹血浆葡萄糖（FPG）检测较为方便，且结果也最可靠。

正常值：葡萄糖氧化酶法 3.9～6.1mmol/L。

检测结果分析：

1.FBG 增高

FBG 增高而又未达到诊断糖尿病标准时，称为空腹血糖过高；FBG 增高超过 7.0mmol/L 时称为高糖血症。根据 FBG 水平将高糖血症分为 3 级：FBG7.0～

8.4mmol/L 为轻度增高，FBG8.4 ~ 10.1mmol/L 为中度增高，FBG 大于 10.1mmol/L 为重度增高。当 FBG 超过 9mmol/L 时尿糖即可呈阳性。

（1）生理性增高：餐后 1 ~ 2h、高糖饮食、剧烈运动、情绪激动、胃倾倒综合征等。

（2）病理性增高：各种糖尿病；内分泌疾病，如甲状腺功能亢进、巨人症、肢端肥大症、皮质醇增多症、嗜铬细胞瘤和胰高血糖素瘤等；应激性因素，如颅内压增高、颅脑损伤、中枢神经系统感染、心肌梗死、大面积烧伤、急性脑血管病等；药物影响，如噻嗪类利尿剂、激素等；肝脏和胰腺疾病，如严重的肝病、坏死性胰腺炎、胰腺癌等；其他，如高热、呕吐、腹泻、脱水、麻醉和缺氧等。

2.FBG 减低

空腹血糖低于 3.33~3.89mmol/L 时称为低血糖。低血糖会影响脑细胞的功能，出现头晕、倦怠无力、心悸，严重时昏迷。

（1）生理性减低：饥饿、长期剧烈运动等。

（2）病理性减低：胰岛素过多，如胰岛素用量过大、口服降糖药、胰岛 B 细胞增生或肿瘤等；对抗胰岛素的激素分泌不足，如肾上腺皮质激素、生长激素缺乏；肝糖原储存缺乏，如急性肝坏死、急性肝炎、肝癌、肝淤血等；急性乙醇中毒；消耗性疾病，如严重营养不良。

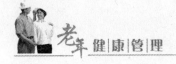

（二）口服葡萄糖耐量试验

人体对摄入的葡萄糖具有很大耐受能力，这种现象被称为葡萄糖耐量。葡萄糖耐量试验（GTT）是检测葡萄糖代谢功能的试验，主要用于诊断症状不明显或血糖升高不明显的可疑糖尿病。GTT 有静脉葡萄糖耐量试验、口服葡萄糖耐量试验。现多采用 WHO 推荐的口服 75g 葡萄糖标准 OGTT，分别检测 FPG 和口服葡萄糖后 30min、1h、2h、3h 的血糖和尿糖。

正常值：

（1）FPG3.9 ~ 6.1mmol/L。

（2）口服葡萄糖后 30min ~ 1h，血糖达高峰，一般为 7.8 ~ 9.0mmol/L，峰值 <11.1mmol/L。

（3）2h 血糖（2hPG）<7.8mmol/L。

（4）3h 血糖恢复至空腹水平。

（5）各检测时间点的尿糖均为阴性。

检测结果分析：

主要用于诊断糖尿病、判断糖耐量异常（IGT）。

（1）诊断糖尿病：临床上有以下条件者，即可诊断为糖尿病：①具有糖尿病症状，FPG>7.0mmol/L；②OGTT 血糖峰值 >11.1mmol/L，OGTT2hPG>11.1mmol/L；③具有临床症状，随机血糖 >11.1mmol/L，且伴有尿糖阳性者。

（2）判断糖耐量异常（IGT）：FPG<7.0mmol/L，2hPG 为 7.8 ~ 11.1mmol/L，且血糖达到高峰的时间延长至 1h

后，血糖恢复正常的时间延长至 2～3h 以后，同时伴有尿糖阳性者为 IGT。IGT 长期随诊观察，约 1/3 能恢复正常，1/3 仍为 IGT，1/3 最终转为糖尿病。

（3）糖耐量受损（IFG）。

糖尿病及其他高血糖的诊断标准（血糖浓度，mmol/L）

疾病或状态	静脉血浆	静脉全血	毛细血管全血
DM 空腹	≥7.0	≥6.1	≥6.1
服糖 2h	≥11.1	≥10.0	≥11.1
IGT 空腹	<7.0	<6.1	<6.1
服糖 2h	7.8～11.0	6.7～9.9	7.8～11.0
IFG 空腹	6.1～7.0	5.6～6.1	5.6～6.1
服糖 2h	<7.8	<6.7	<7.8

（三）糖化血红蛋白（GHb）检测

GHb 检测的指征：糖尿病碳水化合物代谢长期的回顾性监测。

正常值：HbA1c4%～6%。GHb 水平取决于血糖水平、高血糖持续时间，其生成量与血糖浓度成正比。GHb 水平反映了近 2～3 个月的平均血糖水平。

检测结果分析：

（1）评价糖尿病控制程度：GHb 增高提示近 2～3 个月的糖尿病控制不良，GHb 愈高，血糖水平愈高，病情愈重。故 GHb 可作为糖尿病长期控制的良好观察指标。糖尿病控制良好者，2～3 个月检测一次，控制欠佳者 1～2 个月检测一次。

（2）筛检糖尿病：HbA1<8%，可排除糖尿病；

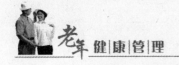

HbA1>9%，预测糖尿病的准确性为78%。

（3）预测血管并发症：由于GHb与氧的亲和力强，可导致组织缺氧，故长期GHb增高，可引起组织缺氧而发生血管并发症。HbA1>10%，提示并发症严重，预后较差。

（4）鉴别高血糖：糖尿病高血糖的GHb水平增高，而应激性高血糖的GHb则正常。

九、血脂检测

血脂包括胆固醇、甘油三酯、高密度脂蛋白、低密度脂蛋白。肝脏除合成胆固醇、脂肪酸等脂类外，还能利用食物中脂类及由脂肪组织而来的游离脂肪酸合成甘油三酯及磷脂等。当肝细胞损伤时，脂肪代谢发生异常。

（一）总胆固醇（TC）测定

胆固醇广泛分布于全身各组织中，大约1/4分布在脑及神经组织中。肝、肾、肠等内脏及皮肤、脂肪组织也含较多的胆固醇。肝脏是合成胆固醇的主要场所，10%由小肠合成。饥饿、禁食可抑制肝脏合成胆固醇。

正常值：TC合适水平：<5.20mmol/L；边缘水平：5.23～5.69mmol/L；升高：>5.72mmol/L。血清TC水平受年龄、家族、性别、遗传、饮食、精神等多种因素影响，且男性高于女性，体力劳动者低于脑力劳动者。

检测结果分析：

(1) TC 增高：常见于动脉粥样硬化所致的心、脑血管疾病；各种高脂蛋白血症、阻塞性黄疸、甲状腺功能减退症、类脂性肾病、肾病综合征、糖尿病等；长期吸烟、饮酒、精神紧张和血液浓缩等；应用某些药物，如环孢素、糖皮质激素、阿司匹林、口服避孕药、β - 肾上腺素能阻滞剂等。

(2) TC 减低：常见于甲状腺功能亢进；严重的肝脏疾病，如肝硬化和急性肝坏死；贫血、营养不良和恶性肿瘤等；应用某些药物，如雌激素、甲状腺激素、钙拮抗剂等。

(二) 甘油三酯 (TG) 测定

甘油三酯是机体储存能量的形式。机体摄入糖、脂肪等食物均可合成脂肪在脂肪组织储存，以供禁食、饥饿时的能量需要。肝、脂肪组织及小肠是合成甘油三酯的主要场所，以肝的合成能力最强。

正常值：0.56～1.70mmol/L。血清 TG 受生活习惯、饮食和年龄等的影响，在个体内及个体间的波动较大。必须在空腹 12～16h 后静脉采集 TG 测定标本，以排除和减少饮食的影响。

检测结果分析：

(1) TG 增高：见于冠心病、原发性高脂血症、动

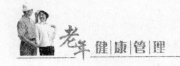

脉粥样硬化症、肥胖症、糖尿病、痛风、甲状旁腺功能减退症、肾病综合征、高脂饮食和阻塞性黄疸等。

（2）TG减低：见于严重的肝脏疾病、吸收不良、甲状腺功能亢进、肾上腺皮质功能减退症等。

（三）高密度脂蛋白（HDL）测定

HDL水平增高有利于外周组织清除CHO，从而防止动脉粥样硬化的发生，故HDL被认为是抗动脉粥样硬化因子。

正常值：1.03～2.07mmol/L；合适水平：>1.04mmol/L；减低：≤0.91mmol/L。

检测结果分析：

（1）HDL增高：对防止动脉粥样硬化、预防冠心病的发生有重要作用。HDL与TG呈负相关，也与冠心病的发病呈负相关。HDL增高还可见于慢性肝炎、原发性胆汁性肝硬化等。

（2）HDL减低：常见于动脉粥样硬化、急性感染、糖尿病、慢性衰竭、肾病综合征，以及应用雌激素、β-受体阻滞剂等药物。

（四）低密度脂蛋白（LDL）测定

低密度脂蛋白是转运肝合成的内源性胆固醇的主要形式。LDL是动脉粥样硬化的危险性因素之一。

正常值：合适水平：≤3.12mmol/L；边缘水平：

3.15～3.16mmol/L；升高：>3.64mmol/L。

检测结果分析：

（1）LDL 增高：①判断发生冠心病的危险性：LDL 是动脉粥样硬化的危险因子，LDL 水平增高与冠心病发病呈正相关。因此，LDL 可用于判断冠心病的危险性。②其他：遗传性高脂蛋白血症、甲状腺功能减退症、肾病综合征、阻塞性黄疸、肥胖症及应用雌激素、β－受体阻滞剂、糖皮质激素等 LDL 也增高。

（2）LDL 减低：常见于无 β－脂蛋白血症、甲状腺功能亢进症、吸收不良、肝硬化，以及低脂饮食和运动等。

十、体检常用肿瘤标志物检测

肿瘤标志物是由肿瘤本身合成、释放、或是机体对肿瘤细胞反应而产生或升高的一类物质，存在于血液、细胞、组织或体液中，反映肿瘤的存在和生长。通过检测血液中的特异性标志物，对肿瘤的早期诊断、预后判断有一定的价值。

（一）甲胎蛋白（AFP）测定
正常值：血清 <25μg/L。
检测结果分析：
（1）原发性肝细胞癌患者血清 AFP 增高，阳性率为 67.8% ~ 74.4%，约 50% 的患者 AFP>300μg/L，但约有 18% 的原发性肝癌患者 AFP 不升高。

(2) 生殖性胚胎肿瘤（睾丸癌、卵巢癌、畸胎瘤等）、胃癌或胰腺癌时，血中 AFP 含量也可升高。

(3) 病毒性肝炎、肝硬化时 AFP 有不同程度的升高，通常 <300μg/L。

（二）癌胚抗原（CEA）测定

正常值：血清 <5μg/L。

检测结果分析：

(1) CEA 升高主要见于胰腺癌、结肠癌、直肠癌、乳腺癌、胃癌、肺癌等患者。

(2) 动态观察一般病情好转时，CEA 浓度下降；病情加重时可升高。

(3) 结肠炎、胰腺炎、肝脏疾病、肺气肿及支气管哮喘等也常见 CEA 轻度升高。

（三）前列腺特异抗原（PSA）测定

正常值：PSA<4.0μg/L。

检测结果分析：

(1) 前列腺癌时 60% ~ 90% 患者血清 PSA 水平明显升高；当行外科切除手术后，90% 患者血清 PSA 水平明显降低。

(2) 若前列腺癌切除手术后 PSA 浓度无明显降低或再次升高，提示肿瘤转移或复发。

(3) 前列腺增生、前列腺炎等良性疾患，约有 14% 的患者血清 PSA 轻度升高至 4.0～10.0μg/L。

十一、自身抗体检测

（一）类风湿因子（RF）的检测

检测结果分析：类风湿性疾病时，RF 阳性率可高达 70%～90%。其他免疫性疾病，如多发性肌炎、硬皮病、干燥综合征、SLE、自身免疫性溶血、慢性活动性肝炎等也见 RF 阳性。

（二）血清抗链球菌溶血素"O"试验

抗链球菌溶血素"O"简称抗 O 或 ASO。

检测结果分析：阳性表示病人近期内有 A 群溶血性链球菌感染，常见于活动性风湿热、风湿性关节炎、风湿性心肌炎、急性肾小球肾炎、急性上呼吸道感染、皮肤和软组织的感染等。

十二、甲状腺功能检测

甲状腺是人体最大的内分泌腺，由甲状腺滤泡上皮细胞合成甲状腺激素。甲状腺激素几乎作用于机体

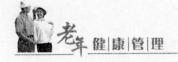

的所有组织，调节新陈代谢与生长发育。如先天性甲状腺功能减退（甲低）可引起以智力迟钝、身材矮小为特征的克汀病，也称呆小病。

（一）甲状腺素（TT$_4$）

TT$_4$是判断甲状腺功能状态最基本的指标。

检测结果分析：

（1）TT$_4$增高：主要见于甲亢、原发性胆汁性肝硬化。严重感染、心功能不全、肝脏疾病、肾脏疾病也可增高。

（2）TT$_4$减低：主要见于甲减、慢性甲状腺炎。另外，甲亢治疗过程中、糖尿病酮症酸中毒、恶性肿瘤、心力衰竭等也可减低。

（二）三碘甲状腺原氨酸（TT$_3$）

TT$_3$是T$_4$在肝脏和肾脏中经过脱碘后转变而成的，T$_3$的含量是T$_4$的1/10，但其生理活性为T$_4$的3~4倍。

检测结果分析：

（1）TT$_3$增高：TT$_3$是诊断甲亢最灵敏的指标。甲亢时可高出正常人4倍，而T$_4$只高2.5倍。TT$_3$是诊断T$_3$型甲亢的特异性指标。

（2）TT$_3$减低：可见于甲减，但T3不是诊断甲减的灵敏指标。肝硬化、肾病综合征也可减低。

老年人甲状腺功能可有降低，还有一些非甲状腺

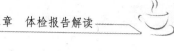

疾病也会发生甲状腺功能改变，如冠心病、肝硬化、糖尿病、脑血管病、心力衰竭等。有些药物如普萘洛尔、地塞米松、胺碘酮等对甲状腺功能也有影响。

十三、心脏彩超

心脏彩超是唯一能动态显示心腔内结构、心脏的搏动和血液流动的仪器，对人体没有任何损伤。心脏彩超探头就像摄像机的镜头，检查时在胸前来回移动，心脏的各个结构随之清晰地显示在屏幕上。心脏彩超主要检查心脏的结构有没有异常，分析心功能是否正常，尤其对先天性心脏病是首选的检查方法，在屏幕上可见残留的孔洞以及通过该孔的血流，能看到瓣膜的增厚、开口减小及通过该瓣口的高速血流，以及心脏结构左、右及前、后位置上的变化。对于患有高血压、冠心病、心肌病、瓣膜退行性改变、安装心脏起搏器以及慢性阻塞性肺疾病的老年人，通过心脏彩超能够让我们具体了解心脏房室大小及其功能状态。

主动脉血管造影主要用于主动脉疾病的诊断，如主动脉夹层和主动脉瘤。

冠状动脉造影是专门检查心脏的血管有无狭窄，用于诊断冠心病。

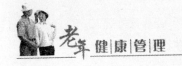

十四、颈部血管彩超

颈动脉超声是广泛应用于临床的一项无创性检测手段，可客观检测和评价颈动脉的结构、功能状态、血流动力学的改变，是诊断、评估颈动脉壁病变的有效手段之一，在动脉粥样硬化的普查和对动脉粥样硬化预防、治疗试验的有效性评价中起着关键作用。在确定缺血性脑血管病患者颈动脉粥样斑块的性质和稳定性，确定颈动脉粥样硬化及颈动脉狭窄的程度，尤其是显示动脉壁结构的变化上有优势。积极治疗动脉粥样硬化及颈动脉狭窄对预防缺血性脑卒中有重要意义。

十五、胸部 X 片

胸部 X 光检查是心脏及肺部结构功能的基本检查，即利用 X 光照出胸部的病灶，来检查胸部的疾病。胸部 X 线检查是体检的常备项目。

（1）检查目的：肺部疾病的诊断；心脏肥大等心脏疾病的诊断；纵隔疾病的诊断。

（2）发现的疾病：肺炎、肺结核、肺癌、肺脓肿、胸膜炎、心脏肥大、纵隔肿瘤、胸腺肿瘤等胸部的疾病。

（3）注意事项：除去有金属性物质的衣物；拍摄

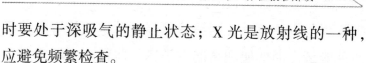

时要处于深吸气的静止状态；X 光是放射线的一种，应避免频繁检查。

十六、肺功能测定

肺功能测定包括肺容量、通气功能、气体交换功能及弥散功能测定，通常所说的肺功能测定主要针对通气功能。该测试简单易行，通过电子肺活量计检测气流速度判断患者有无气道阻塞和狭窄。如患者在规定时间内（1 秒）呼出的气流不足，则提示有阻塞性肺疾病，包括哮喘、支气管炎、支气管扩张、肺气肿、细支气管炎。如果患者呼出的气体总量不足，则提示肺内组织被某些病变占位，可以是瘢痕组织、肺纤维化、肿瘤组织等。肺功能测定还用于手术前患者呼吸功能的评估，评判患者是否可以耐受手术治疗，避免术后发生呼吸衰竭。

十七、骨密度检测

人体骨矿物质含量与骨骼强度和内环境稳定密切相关，是评价人类健康状况的重要指标。在生理状态下，人体骨骼中骨矿物质含量随年龄不同而异，在病理状态下，某些药物可导致骨矿含量改变，因此人体骨矿含量的定量测定已成为体检常用项目。双能 X 线

63

吸收测定法是通过 X 射线管球经过一定的装置所获得两种能量，即低能和高能光子峰，此种光子峰穿透身体后，扫描系统将所接受的信号送至计算机进行数据处理，得出骨矿物质含量。骨密度是指单位体积（体积密度）或者是单位面积（面积密度）的骨量，二者能够通过无创技术对活体进行测量。

骨密度通常用 T–Score（T 值）表示，正常 T 值≥ –1.0。

骨密度减低：–2.5<T 值 <-1.0。

骨质疏松：T 值≤–2.5。

十八、心电图（ECG）

心电图是利用心电图机从体表记录心脏每一心动周期所产生电活动变化的曲线图形。主要反映心脏激动的电学活动，对各种心律失常和传导障碍有诊断价值，特征性的心电图改变和演变是诊断心肌梗死可靠而实用的方法。房室肥大、心肌受损、供血不足、药物和电解质紊乱都可以引起一定的心电图变化，但特征性不强。对于瓣膜活动、心音变化、心功能状态，心电图不能提供直接判断。

ST–T 改变：通常见于心肌缺血，在冠状动脉硬化的基础上，当心肌某一部分缺血时，可使缺血区相关导联发生 ST–T异常改变。但约一半的冠心病患者未发作心绞痛时心电图可以正常，约10%冠心病患者在心绞痛发作时心电图可以正常或仅有轻度ST-T变化。

除冠心病外，其他疾病如心肌病、心肌炎、瓣膜病、心包炎、脑血管意外等均可出现ST-T改变。低血钾、高血钾等电解质紊乱，药物影响以及自主神经调节障碍也可引起非特异性ST-T改变。心室肥大、束支传导阻滞、预激综合征等可引起继发性ST-T改变。青年人易见ST段斜形轻度抬高；有自主神经功能紊乱者可出现ST段压低、T波低平或倒置；体位、情绪、饮食等也常引起T波改变。

对于心脏房室大小的判断、束支传导阻滞、预激综合征的识别以及心肌梗死的诊断和定位，需要依靠12导联心电图检查。

十九、动态心电图

动态心电图是指连续记录24小时或更长时间的心电图资料，可检测常规心电图检查不易发现的一过性异常心电图，还可了解检查者活动状态下及服用药物时的心电图变化。其应用范围如下：

（1）心悸、气促、头昏、晕厥、胸痛等症状性质的判断。

（2）观察心律失常的性质和早搏的定量。

（3）心肌缺血的诊断和评价，尤其是发现无症状

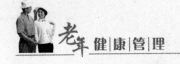

心肌缺血的重要手段。

（4）治疗心肌缺血及心律失常药物疗效的评价。

（5）选择安装起搏器的适应证，评定起搏器的功能，检测与起搏器有关的心律失常。

动态心电图属于回顾性分析，并不能反映患者即刻的心电改变。由于导联的限制，尚不能反映某些异常心电改变的全貌。

二十、其他

颈椎三位 X 线片、腰椎 X 线片、头颅 CT 等检查，了解老年人颈椎、腰椎和头颅的形态和功能变化，常作为老年人体检的增加项目。

第四章 老年人体检常见疾病及健康指导

一、动脉硬化

动脉硬化是动脉的一种非炎症性病变，是指动脉管壁增厚、变硬、失去弹性、管腔狭小。动脉硬化是随人的年龄增长而出现的血管疾病，通常是在青少年时期逐渐发生，至中老年时期加重并发病，男性多于女性。近年来我国的本病发生率逐年增加，已成为老年人死亡的主要原因之一。

（一）病因

（1）年龄与性别：多见于 40 岁以上的中老年人，49 岁后进展增快，男性多于女性。

（2）血脂异常：脂质代谢异常是动脉粥样硬化最重要的危险因素，其中以胆固醇及低密度脂蛋白危害最大。

（3）高血压：血压升高与本病关系密切，高血压患者患本病较血压正常者高 3～4 倍。60%～70% 的冠状动脉粥样硬化患者合并有高血压病。收缩压和舒张压升高都与本病密切相关。

（4）吸烟：吸烟者比不吸烟者发病率高 2～6 倍，发病率与每日吸烟的支数呈正比。

（5）糖尿病和糖耐量异常。

（二）分型

（1）细小动脉硬化：小动脉弥漫性增生性病变，主要发生在高血压人群。

（2）动脉中层硬化：常见于四肢，尤其是下肢动脉。在管壁中层有广泛钙沉积，除非合并粥样硬化，多不产生明显症状。

（3）动脉粥样硬化：是动脉硬化中常见的类型，也最为重要。它影响大、中动脉，可引起相当严重的后果，为心肌梗死和脑梗死的主要病因。

（三）症状

动脉粥样硬化的表现主要取决于血管病变及受累器官的缺血程度。

（1）早期动脉硬化者，人体几乎没有任何临床不适，血管病变在隐匿状态潜伏发展。

（2）中期动脉硬化者，大多有轻重不一的心悸、心慌、胸闷、胸痛、头晕、头痛、四肢凉麻、躯体酸懒、跛行、视力降低、记忆力差、失眠、多梦的症状出现，不同的人有不同的特点。

（四）检查

（1）实验室检查：病人多有脂代谢失常，出现总胆固醇增高，甘油三酯增高，低密度脂蛋白增高，高密度脂蛋白降低。

（2）血流变：血粘度增高。

（3）选择性动脉造影：显现冠状动脉、脑动脉、肾动脉、肠系膜动脉或四肢动脉硬化所造成的管腔狭窄甚至动脉瘤病变，以及病变的部位、范围与程度。

（4）多普勒超声：有助于判断颈动脉、四肢动脉和肾动脉的血流情况。

（5）血管内超声和血管镜检查：是直接从动脉腔内观察粥样硬化病变的方法。

（6）心脏超声、心电图及心脏负荷试验：所示的特征性变化有助于诊断冠状动脉粥样硬化。

（7）动脉硬化测定仪：运用四肢同步测量脉搏波的传导速度和 ABI 值来研判有无动脉硬化，再辅以多普勒检查探知病变位置。

（8）核磁共振断层成像：影像学判断四肢和脑动脉的功能以及脑实质的情况。

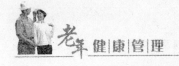

（五）防治

（1）合理的膳食：控制膳食总热量，40岁以上者尤应预防发胖。坚持低脂（脂肪摄入量不超过总热量的30%，其中动物性脂肪不超过10%）、低胆固醇（每日不超过200mg）清淡膳食，提倡富含维生素和植物蛋白的食物。严禁暴饮暴食，限制酒、食盐、蔗糖和含糖食物的饮用。

（2）适当的体力劳动和体育活动：体育活动要循序渐进，不宜做剧烈活动如乒乓球、羽毛球等。老年人提倡散步、做保健操、游泳、练太极拳等。

（3）戒烟、限酒。

（4）规范有效地控制高血压、糖尿病、高血脂症、肥胖症等。

（5）药物治疗：①调整血脂药物：他汀类、贝特类、烟酸类、不饱和脂肪酸等。②抗血小板药物：常用阿司匹林、氯吡格雷、阿昔单抗、替若非班等。

二、慢性阻塞性肺疾病（COPD）

COPD是呼吸系统疾病中的常见病和多发病，是一种以呼吸气流受限为特征的肺部疾病。患者多为60岁以上老年人，发病率随年龄增长而上升，是一类可以预防和治疗的疾病。重度COPD由于肺功能进行性减退，会严重影响患者的劳动力和生活质量。

（一）病因

（1）烟为重要的致病因素：吸烟者的 COPD 发生率比不吸烟者高 2～8 倍，烟龄越长，吸烟量越大，COPD 患病率越高。

（2）职业粉尘和化学物质：如烟雾、工业废气及室内空气污染等。

（3）病原体感染：细菌、病毒、支原体。

（4）自主神经功能失调、营养不良、寒冷等。

（二）早期症状

（1）超过 90% 的 COPD 患者正在或曾经吸烟，易将 COPD 早期症状如轻微咳嗽、咳痰、活动后气短等误认为吸烟现象，或者忽略为衰老的表现。

（2）COPD 典型表现为慢性咳嗽、咳痰及活动后气短。由于个体差异的原因，部分患者咳嗽、咳痰症状发生时间可先于气流受限多年，还有部分患者在出现明显气流受限前并无慢性咳嗽咳痰病史，甚至部分患者无任何症状。

（三）检查与诊断

肺功能检查是诊断 COPD 金标准，因此有必要在各级医院普及肺功能检查。对于存在 COPD 危险因素接触史的成年人，应当通过普查、重点筛查和定期体检的方式进行肺功能测定，及早发现隐匿的肺

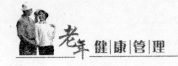

功能损害。

（四）防治

（1）稳定期治疗：①支气管舒张药，如特布他林雾化剂、异丙托溴铵气雾剂、茶碱类。②祛痰药，如盐酸氨溴索。③糖皮质激素。④长期家庭氧疗。

（2）急性加重期治疗：根据病情严重程度决定门诊或住院治疗。

（3）COPD 早期防治：戒烟可以显著延缓 COPD 患者肺功能下降速率，COPD 的早期发现和早期干预重于治疗。对于有COPD高危因素的人群，应定期进行肺功能监测，以尽可能早期发现 COPD 并及时予以干预。

（4）COPD 的二级预防：COPD 的预防主要是避免发病的高危因素、急性加重的诱发因素以及增强机体免疫力。戒烟是预防COPD 的重要措施，是 COPD 患者治疗的基石。控制职业和环境污染，减少有害气体或有害颗粒的吸入，可减轻气道和肺的异常炎症反应。流感疫苗、肺炎链球菌疫苗、卡介菌多糖核酸等对防止 COPD 患者反复感染可能有益。加强体育锻炼，增强体质，可帮助改善机体一般状况，提高机体免疫力。

三、咳嗽变异性哮喘（CVA）

咳嗽变异性哮喘是以慢性咳嗽为主要症状，无明显喘息或呼吸困难的一种特殊类型的哮喘。在任何年龄段均可发病，可持续多年，在成年人慢性咳嗽中 CVA 占 20% ~ 33%。

（一）症状

主要表现为咳嗽持续或反复发作超过 1 个月，常伴夜间或清晨发作性咳嗽，运动后加重，痰少，无气道感染表现，或经长时间抗生素治疗无效、用支气管扩张剂可使咳嗽发作缓解。

（二）检查与诊断

（1）目前常用的检查方法：①放射学检查：常规胸部 X 线或肺部 CT 检查以排除其他疾病。②血液检查：血清免疫球蛋白（IgE）、嗜酸粒细胞升高。③肺功能检查：运动前后气道阻抗测定有助于诊断。④其他检查：皮肤过敏原点刺试验、诱导痰或支气管肺泡灌洗液嗜酸性粒细胞检查和病原检查等。

（2）CVA 诊断标准：①慢性咳嗽，常伴有明显的夜间刺激性咳嗽。②支气管激发试验阳性，或呼气峰流速（PEF）日间变异率 > 20%，或支气管舒张试验阳性。③支气管舒张剂有效。

（三）治疗

CVA 的治疗原则与支气管哮喘相同，即控制气道

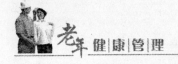

炎症、缓解支气管痉挛等。

（1）激素类：丙酸倍氯米松、布地奈德等。

（2）β_2受体激动剂：有沙丁胺醇、特布他林、吡布特罗等，吸入性有沙美特罗和福莫特罗。

（3）长效 β_2受体激动剂：孟鲁司特。

（4）白三烯受体拮抗剂。

（5）茶碱类药物。

四、原发性高血压

原发性高血压是以血压升高为主要临床表现，伴或不伴有多种心血管危险因素的综合征，简称高血压。高血压可导致心、脑、肾等多种脏器发生结构及功能改变，引起疾病，最终导致这些器官功能衰竭。

高血压患病率、发病率及血压水平随年龄增加而升高，高血压在老年人较为常见，尤以单纯收缩期高血压为多。我国18岁以上成人高血压患病率已高经达到18.8%，总体患病率呈明显上升趋势。

(一) 血压水平的定义和分类

类别	收缩压(SBP)(mmHg)	舒张压(DBP)(mmHg)
正常血压	<120	<80
正常高值	120～139	80～89
高血压	≥140	≥90
1级高血压(轻度)	140～159	90～99
2级高血压(中度)	160～179	100～109
3级高血压(重度)	≥180	≥110
单纯收缩期高血压	≥140	<90

注：若患者的收缩压与舒张压分属不同的级别时，则以较高的分级为准。

单纯收缩期高血压也可按照收缩压水平分为1、2、3级。

(二) 病因

原发性高血压的病因为多因素，主要是遗传易感性和环境因素相互作用的结果。其中遗传因素接近40%，环境因素接近60%。

1.遗传因素

高血压具有明显的家族聚集性。父母均有高血压，子女的发病概率高达46%。约60%高血压患者可询问到有高血压家族史。

2.环境因素

(1) 饮食：高钠、低钾饮食。不同地区人群血压水平和高血压患病率与钠盐平均摄入量显著相关，摄钠盐越多，血压水平和患病率越高，摄钠盐过多导致

75

血压升高主要见于对盐敏感的人中。而钾盐摄入量与高血压呈负相关。高蛋白质摄入属于升压因素，动物和植物蛋白质均能升压。饮酒量与血压水平线性相关，尤其与收缩压，每天饮酒量超过50g乙醇者高血压发病率明显增高。

（2）精神应激：城市脑力劳动者高血压患病率超过体力劳动者，从事精神紧张度高的职业者发生高血压的几率大，长期生活在噪声环境中听力敏感性减退者患高血压也较多。

3.其他因素

（1）体重：超重或肥胖是血压升高的重要危险因素。体重常是衡量肥胖程度的指标，一般采用体重指数（BMI）来表示，即BMI=体重（kg）／身高（m），20～24为正常范围。血压与BMI呈显著正相关，高血压患者约1/3有不同程度的肥胖。腹型肥胖者容易发生高血压，腹围男性≥90cm或女性≥85cm发生高血压的风险是腹围正常者的4倍以上。

（2）睡眠呼吸暂停低通气综合征：是指睡眠期间反复发作性呼吸暂停，有中枢性和阻塞性之分，后者主要是上呼吸道特别是鼻咽部有狭窄的病理基础。该病患者50%有高血压，血压高度与该病病程相关。

4.胰岛素抵抗（IR）

IR是指必须以高于正常的血胰岛素释放水平来维持正常的糖耐量，表示机体组织对胰岛素处理葡萄糖的能力减退。约50%原发性高血压患者存在不同程度的 IR，在肥胖、甘油三酯升高、高血压与糖耐量减退同时并存的四联症患者中最为明显。

（三）高血压病的四种主要的动脉病变

（1）较大动脉的粥样硬化：其特点是动脉壁中有纤维素性与纤维脂肪性斑块，其上有血栓，当血栓堵塞血管时，可产生缺血以至组织坏死。冠状动脉的这种病变是产生心绞痛、心肌梗死与猝死的最常见原因。其好发部位是颈动脉与脑底动脉环，可产生各种脑缺血症状及脑血管意外。病变在肾动脉可使血压进一步升高，肾功能衰竭。

（2）脑内小动脉瘤：其病理不同于粥样硬化，与粥样硬化的程度也不平行。在高血压病患者中，46%有这种小动脉瘤，它是脑蛛网膜下腔出血的主要原因。

（3）小动脉及细动脉的纤维素样坏死：急性小动脉和细动脉的纤维素样坏死是恶性高血压的病理基础。受累器官可包括胰、肾、肾上腺、消化道、脑、心和肝脏等。患者常表现为极高的血压，进行性肾功能衰竭，病情迅速恶化以至死亡。

（4）小动脉硬化：脏器小动脉脂肪玻璃样变性是高血压的一个特征病变，尤以肾脏为多见，肾小动脉硬化是血压升高的结果。

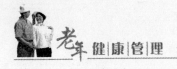

（四）高血压患者心血管风险水平分层

其他危险因素和病史	血压(mmHg)		
	1级高血压 SBP140–159 或 DBP90–99	2级高血压 SBP160–179 或 DBP100–109	3级高血压 SBP≥180 或 DBP≥110
无	低危	中危	高危
1–2 个其他危险因素	中危	中危	很高危
≥3 个其他危险因素 或重要靶器官损害	高危	高危	很高危
临床并发症或合并糖尿病	很高危	很高危	很高危

注：危险因素指高龄、高盐饮食、高血糖、血脂异常、肥胖、吸烟、饮酒。

重要靶器官指心、脑、肾。

（五）症状

（1）大多数起病缓慢、渐进，一般缺乏特殊的表现。约 1/5 个体无症状，仅在测量血压时或者发生心、脑、肾等并发症时才被发现。常见症状有头晕、头痛、颈项板紧、疲劳、心悸等，呈轻度持续性，也可出现视力模糊、鼻出血等较重症状，因高血压性血管痉挛或扩张所致。症状与血压水平有一定关联。典型的高血压头痛在血压下降后即可消失。

（2）血压随季节、昼夜、情绪等因素有较大波动。冬季血压较高，夏季较低；血压有明显昼夜波动，一般夜间血压较低，清晨起床活动后血压迅速升高，形

78

成清晨血压高峰。患者在家中自测的血压值往往低于医院所测血压值。高血压患者在休息后会有一定改善。

（3）老年人高血压的特点：

①收缩压增高为主。收缩压是脑血管病和冠心病危险性的重要预测因子，老年人收缩压随年龄的增长而升高，而舒张压在 60 岁后则缓慢下降。

②脉压增大。脉压是反映动脉弹性的指标，老年脉压增大是重要的心血管事件的预测因子。我国的研究提示，老年人脑血管病患者脉压水平与卒中复发有关。

③血压波动大。随着年龄的增长，老年患者的压力感受器敏感性降低，而动脉壁僵硬度增加，顺应性降低，随情绪、季节、体位的变化易出现明显的波动。血压急剧波动时，可显著增加发生严重不良心血管事件的危险。

④易发生体位性低血压。体位性低血压的定义是在改变体位为直立位的 3 分钟内，收缩压下降超过20mmHg 或舒张压下降超过 10mmHg，同时伴有低灌注的症状。在老年收缩期高血压伴有糖尿病、低血容量或应用利尿剂、扩血管药、精神类药物时容易发生体位性低血压。

⑤晨峰高血压现象。老年晨峰高血压是指血压从深夜的低谷水平逐渐上升，在清晨清醒后的一段时间内迅速达到较高水平，这一现象称为晨峰高血压或血

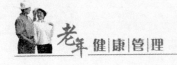

压晨浪。老年高血压患者，特别是老年单纯收缩期高血压患者晨峰高血压现象比较常见。

⑥并发症增多。老年高血压并发症多且严重，包括动脉硬化、脑卒中、冠心病、心肌肥厚、心律失常、心力衰竭等。长期持久血压升高可致肾小球入球动脉硬化，肾小球纤维化、萎缩，最终导致肾功能衰竭。

（六）防治

1.改善生活行为

（1）减轻体重：尽量将体重指数（BMI）控制在＜25。体重降低对改善胰岛素抵抗、糖尿病、高脂血症和左心室肥厚均有益。

（2）减少钠盐摄入：每人每日食盐量以不超过6g为宜，减少味精和酱油等含钠盐的调味品用量。

（3）补充钙和钾盐：每人每日吃新鲜蔬菜400～500g，牛奶500ml。

（4）减少脂肪摄入：膳食中脂肪量应控制在总热量的25%以下。

（5）戒烟、限制饮酒：饮酒量每日不可超过相当于50g乙醇的量。

（6）增加运动：运动有利于减轻体重和改善胰岛素抵抗，提高心血管适应与调节能力，稳定血压水平，可根据年龄及身体状况选择运动项目和运动量。

2.血压控制目标值

(1) 一般主张血压控制目标值至少 < 140/90mmHg。

(2) 糖尿病或慢性肾脏病合并高血压患者，血压控制目标值 < 130/80mmHg。

(3) 老年收缩期性高血压的降压目标水平：收缩压（SBP）140~150mmHg，舒张压（DBP）< 90mmHg，但不低于 65~70mmHg。

(4) 脑卒中后的高血压患者目标值 < 140/90mmHg。

3.降压药物的使用

降压药物选择与治疗方案的制定除了必须有效控制血压和依从治疗外，还应顾及药物可能对糖代谢、脂代谢、尿酸代谢的影响。

目前常用的降压药物可归纳为以下五大类：

(1) 利尿剂：有噻嗪类利尿剂、袢利尿类、保钾利尿剂（醛固酮拮抗剂）三种类，常用氢氯噻嗪、吲达帕胺、螺内酯。降压作用主要通过排钠，减少细胞外液容量，降低外周血管阻力。降压起效较平稳、缓慢，持续时间相对较长，作用持久，服药 2~3 周后作用达高峰，适用于轻、中度高血压。在盐敏感性高血压、合并肥胖或糖尿病、更年期女性和老年人高血压有较强降压效应。利尿剂能增强其他降压药的疗效。利尿剂的主要不利作用是低血钾症和影响血脂、血糖、血尿酸代谢。痛风者禁用。

(2) β 受体阻滞剂：常用的有美托洛尔、阿替洛尔、比索洛尔、卡维洛尔、拉贝洛尔。β 受体阻滞剂不仅降低静息血压，而且能抑制机体应激或运动状态血压的急剧升高。常用于心绞痛、心肌梗死后、快速性心律失常、慢性心力衰竭。β 受体阻滞剂治疗时突然停药可导致撤药综合征。不良反应有疲乏、肢体冷感、胃肠不适，还可影响糖、脂代谢。高度心脏传导阻滞、哮喘患者禁用。

(3) 钙通道阻滞剂 (CCB)：又称钙拮抗剂，分为二氢吡啶类和非二氢吡啶类。前者以硝苯地平为代表，后者有维拉帕米和地尔硫卓。长效钙通道阻滞剂包含长半衰期药物（如氨氯地平）与缓释或控释制剂药物（如非洛地平缓释片、硝苯地平控释片）。钙通道阻滞剂降压起效迅速，降压疗效和降压幅度相对较强，剂量与疗程呈正相关；还能减轻血管紧张素 II (AII) 和 α_1 肾上腺素能受体的缩血管效应，减少肾小管对钠重吸收，高钠摄入不影响降压疗效。可用于老年高血压、周围血管病、单纯收缩期高血压、稳定性心绞痛、颈动脉粥样硬化、冠状动脉粥样硬化等。合并糖尿病、冠心病或外周血管病患者长期服用时还有一定的抗动脉粥样硬化的作用。常见不良反应有心跳加快、下肢水肿等。

(4) 血管紧张素转换酶抑制剂 (ACEI)：常用的有卡托普利、依那普利、贝那普利、培哚普利。降压作用主要通过抑制组织的血管紧张素转换酶 (ACE)，使血管紧张素Ⅱ生成减少，同时抑制激肽酶，使缓激肽降解减少。血管紧张素转换酶抑制剂具有改善胰岛素抵抗和减少尿蛋白作用，在肥胖、糖尿病和心脏、肾脏靶器官受损的高血压患者具有相对较好的疗效，特别适用于伴有心力衰竭、心肌梗死后、糖耐量减退或糖尿病肾病的高血压患者。不良反应主要是刺激性干咳和血管性水肿。禁忌症为双侧肾动脉狭窄、高血钾。

（5）血管紧张素Ⅱ受体阻滞剂（ARB）：常用的有氯沙坦、厄贝沙坦、替米沙坦、坎地沙坦。降压作用起效缓慢，但持久平稳，低盐饮食或与利尿剂联合使用能明显增强疗效。多数血管紧张素Ⅱ受体阻滞剂随剂量增大降压作用增强，治疗剂量窗较宽。用于糖尿病肾病、蛋白尿/微量白蛋白尿、冠心病、心力衰竭、左室肥厚、心房纤颤预防、ACEI不耐受、代谢综合征。最大的特点是直接与药物有关的不良反应很少，不引起刺激性干咳，持续治疗的依从性高。双侧肾动脉狭窄、高血钾者禁用。

4.联合治疗

2级高血压（≥160/100）患者在开始时就可以采用两种降压药物联合治疗，联合治疗有利于血压在相对较短时期内达到目标值，也有利于减少不良反应。

联合治疗应采用不同降压机理的药物：①利尿剂与β受体阻滞剂；②利尿剂与ACEI或ARB；③二氢

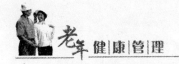

吡啶类钙拮抗剂与 β 受体阻滞剂；④钙拮抗剂与利尿剂或 ACEI 或 ARB。合理的三种降压药联合治疗方案中必须包含利尿剂。

因为降压治疗的益处主要是通过长期控制血压达到的，所以高血压患者需要长期降压治疗，在每个患者确立有效治疗方案并获得血压控制后，仍应继续治疗，不要随意停止治疗或频繁改变治疗方案。在血压平稳控制 1～2 年后，可以根据需要逐渐减少降压药的品种与剂量。

5.有合并症者降压药物的选择

（1）脑血管病：降压过程应该缓慢、平稳，最好不减少脑血流量，可选择 ARB、长效钙拮抗剂、ACEI 或利尿剂。

（2）冠心病：高血压合并稳定性心绞痛的降压治疗，应选择 β 受体阻滞剂、转换酶抑制剂和长效钙拮抗剂，发生过心肌梗死患者应选择 ACEI 和 β 受体阻滞剂。

（3）心力衰竭：应选择 ACEI 和 β 受体阻滞剂，注意从小剂量开始。有心力衰竭症状的患者，应采用利尿剂、ACEI 或 ARB 和 β 受体阻滞剂联合治疗。

（4）慢性肾衰竭：降压治疗的目的主要是延缓肾功能恶化，预防心、脑血管病发生，通常需要 3 种或 3 种以上降压药方能达到目标水平。可选 ACEI 或 ARB 和利尿剂。

（5）糖尿病：糖尿病与高血压常常合并存在，并发肾脏损害时高血压患病率达 70%～80%。高血压患者约 10%有糖尿病和糖耐量异常。多数糖尿病合并高血压患者往往同时有肥胖、血脂代谢紊乱和较严重的靶器官损害。为了达到目标水平，通常在改善生活行为基础上需要 2 种以上降压药物联合治疗。ACEI 或 ARB、长效钙拮抗剂和小剂量利尿剂是较合理的选择。ACEI 或 ARB 能有效减轻和延缓糖尿病肾病的进展，改善血糖控制。

五、糖尿病

糖尿病是一组以慢性血液葡萄糖（简称血糖）水平增高为特征的代谢性疾病，是由于胰岛素分泌和（或）作用缺陷所引起的。糖尿病是常见病、多发病，是包括遗传与环境因素在内多种致病因子共同作用的结果，其患病率正随着人们生活水平的提高、人口老化、生活方式改变而逐年增长。本病所致长期碳水化合物、脂肪、蛋白质代谢紊乱，可引起多系统损害，导致眼、肾、神经、心脏、血管的慢性进行性病变、功能减退甚至衰竭，使患者生活质量降低，寿命缩短，病死率增高，应当积极防治。

我国老年糖尿病包括 60 岁以后发病或 60 岁之前发病而延续到 60 岁以后的老年人，老年糖尿病大多数为 2 型糖尿病。老年与非老年糖尿病有许多共同之处，但老年糖尿病也有较多特殊性：①患病率高；②症状不典型，健康体检发现空腹血糖正常而餐后尿糖阳性，OGTT 或测定餐后 2h 血糖确诊者较多；③糖尿病某些慢性并发症为首发主诉；④糖尿病急性并发症为首发表现，由于其他急性疾病在急诊时发现血糖升高；⑤并发症与合并疾病多；⑥治疗顺应性差。

（一）糖尿病分型

（1）1 型糖尿病（T1DM）：β 细胞破坏，常导致胰岛素绝对缺乏。

（2）2 型糖尿病（T2DM）：从以胰岛素抵抗为主伴胰岛素分泌不足到以胰岛素分泌不足为主伴胰岛素抵抗。

（3）其他特殊类型糖尿病。

（二）病因

1.遗传因素与环境因素

环境因素包括人口老龄化、现代生活方式、营养过剩、体力活动不足、应激、化学毒物等。在遗传因素和上述环境因素共同作用下所引起的肥胖，特别是中心性肥胖，与胰岛素抵抗和 2 型糖尿病的发生有密切关系。

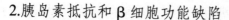

2.胰岛素抵抗和 β 细胞功能缺陷

胰岛素抵抗指胰岛素作用的靶器官（主要是肝脏、肌肉和脂肪组织）对胰岛素作用的敏感性降低。

β 细胞功能缺陷表现为胰岛素分泌量的缺陷和胰岛素分泌模式异常。

3.葡萄糖毒性和脂毒性

在糖尿病发生发展过程中所出现的高血糖和脂代谢紊乱可以进一步降低胰岛素敏感性和损伤胰岛 β 细胞功能，分别称为"葡萄糖毒性"和"脂毒性"，是糖尿病发病机制中最重要的获得性因素。

（三）症状

糖尿病人表现为代谢紊乱症状群：血糖升高后因渗透性利尿引起多尿；继发口渴多饮；为了补偿损失的糖，维持机体活动，患者常易饥、多食；因外周组织对葡萄糖利用障碍，脂肪分解增多，蛋白质代谢负平衡，渐见乏力、消瘦。所以常被描述为"三多一少"，即多尿、多饮、多食和体重减轻。还有皮肤瘙痒，血糖升高较快出现视力模糊等。老年糖尿病人因症状不典型，常在体检时才被发现。

（四）慢性并发症

糖尿病的慢性并发症可遍及全身各重要器官。各种并发症可单独出现或以不同组合同时或先后出现。

87

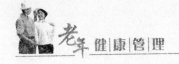

并发症可在诊断糖尿病前已经存在。有些患者以并发症为线索而查出糖尿病。

1.大血管病变

动脉粥样硬化主要侵犯主动脉、冠状动脉、脑动脉、肾动脉和肢体外周动脉等，引起冠心病、缺血性或出血性脑血管病、肾动脉硬化、肢体动脉硬化等。

2.微血管病变

微血管病变是糖尿病的特异性并发症，是微小动脉至微小静脉间的血管病变，主要发生在视网膜、肾、神经和心肌组织，其中尤以糖尿病肾病和视网膜病为常见。

(1) 糖尿病肾病：见于病史超过 10 年的患者。

(2) 糖尿病性视网膜病变：大部分患者合并程度不等的视网膜微动脉瘤与眼底出血渗出，是失明的主要原因之一。

(3) 糖尿病心肌病：可诱发心力衰竭、心律失常。

3.神经系统并发症

(1) 中枢神经系统并发症：缺血性脑卒中；脑老化加速及老年性痴呆危险性增高等。

(2) 周围神经病变：最为常见，通常为对称性，下肢较上肢严重，病情进展缓慢。先出现肢端感觉异常，可伴痛觉过敏、疼痛；后期可有运动神经受累，出现肌力减弱甚至肌肉萎缩和瘫痪。

(3) 自主神经病变：也较常见，并可较早出现，影响胃肠、心血管、泌尿生殖系统功能。临床表现为瞳孔改变、排汗异常、胃排空延迟、腹泻、便秘以及直立性低血压等。

4.糖尿病足

与下肢远端神经异常和不同程度周围血管病变相关的足部溃疡、感染和（或）深层组织破坏。糖尿病足是截肢、致残的主要原因。

5.其他

糖尿病还可引起视网膜病变、白内障、青光眼。

（五）诊断标准

1.诊断糖尿病

（1）具有糖尿病症状，空腹血糖（FPG）> 7.0 mmol/L。

（2）具有临床症状，随机血糖 >11.1mmol/L，且伴有尿糖阳性者。

（3）口服糖耐量试验（OGTT）2hPG（血糖）> 11.1 mmol/L。

2.判断糖耐量异常（IGT）

FPG<7.0mmol/L，2hPG 为 7.8 ~ 11.1mmol/L，且血糖达到高峰的时间延长至 1h 后，血糖恢复正常的时间延长至 2 ~ 3h 以后，同时伴有尿糖阳性者为糖耐量异常。长期观察，IGT 者约 1/3 恢复正常，1/3 仍为 IGT，1/3 最终转为糖尿病。

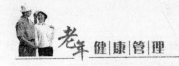

糖尿病及其他高血糖的诊断标准（血糖浓度，mmol/L）

疾病或状态	静脉血浆	静脉全血	毛细血管全血
DM 空腹	≥7.0	≥6.1	≥6.1
服糖后 2h	≥11.1	≥10.0	≥11.1
IGT 空腹	<7.0	<6.1	<6.1
服糖后 2h	7.8 ~ 11.0	6.7 ~ 9.9	7.8 ~ 11.0
IFG 空腹	6.1 ~ 7.0	5.6 ~ 6.1	5.6 ~ 6.1
服糖后 2h	<7.8	<6.7	<7.8

注：DM（糖尿病）；IGT（糖耐量减低）；IFG（空腹血糖调节受损）。

糖化血红蛋白 A1C≥6.5%，GHb 水平取决于血糖水平、高血糖持续时间，其生成量与血糖浓度成正比。GHb 水平反映了近 2 ~ 3 个月的平均血糖水平。

老年人应注意单纯空腹血糖正常不能排除糖尿病的可能性，应加验餐后血糖。（空腹指 8 ~ 10 小时内无任何热量摄入）。FPG 3.9 ~ 6.0mmol/L（70 ~ 108mg/dl）为正常。

（六）治疗

老年糖尿病的治疗原则是既要控制高血糖又要防止低血糖的发生，全面控制糖尿病慢性并发症或合并症的危险因素，避免、减少和延缓心、脑、肾等血管疾病的发生和进展，提高老年糖尿病患者的生活质量。

糖尿病控制目标和开始干预的起点：

指标	目标值
1. HbA1c	6.5%
2. 血压	130/80 mmHg
3. LDL–胆固醇	2.5mmol/L（97mg/dl）
4. HDL–胆固醇	1.0mmol/L（39mg/dl）
5. 甘油三酯	1.5mmol/L（133mg/dl）
6. 尿白蛋白/肌酐	2.5mg/mmol（22mg/g）–男性 3.5mg/mmol（31mg/g）–女性
7. 运动	150 分钟/周

注：若表中第 1 项指标 > 目标值，第 2，3，5，6 项指标≥目标值，第 4 项指标≤目标值，则需要对各个指标开始进行干预，以保证第 1 项指标≤目标值，第 2，3，5，6 项指标 < 目标值，第 4 项指标 > 目标值。本表中未提及血糖控制目标。

1.正确运动

（1）每天进行中等强度的有氧运动 30 分钟，每周 5 天。中等强度运动指快走、水中有氧运动、骑车、室内舞蹈。

（2）对于有跌倒风险的人群，应进行平衡练习。

（3）制定体力活动计划，体力活动有助于保持机体功能健康，使日常生活更容易。

（4）有氧运动和肌肉力量练习对于老年人健康很重要。

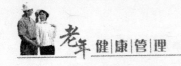

2.绿色饮食

（1）摄入各种颜色的食品，增加水果和蔬菜摄入量，生吃水果和坚果。

（2）减少奶酪、薯片、熏肉、酱汁、肉类罐头等食品摄入量。

（3）尽量少吃加工快餐式食品，如饼干、面包、蛋糕、馅饼。　.

（4）减少碳水化合物。

（5）控制饮酒。

3.糖尿病健康教育

良好的健康教育可充分调动患者的主观能动性，积极配合治疗，有利于疾病控制达标，防治各种并发症的发生和发展，降低耗费和负担。

4.医学营养治疗

它是一项重要的基础治疗措施，包括计算总热量、合理安排三餐、营养物质分配等。

5.病情监测

定期监测血糖，每3～6个月复查糖化血红蛋白，每年1～2次全面复查，了解血脂、心脏、肾功能、眼底情况。

6.口服药物治疗

（1）促胰岛素分泌剂：

磺脲类：有格列本脲、格列吡嗪、格列齐特、格列喹酮、格列美脲等。

适应证：作为单药治疗主要选择应用于新诊断的2 型糖尿病非肥胖患者、用饮食和运动治疗血糖控制不理想时。年龄 > 40 岁、病程 < 5 年、空腹血糖 < 10mmol/L 时效果较好。

不良反应：①低血糖反应：最常见而重要，常发生于老年患者（60 岁以上）、肝肾功能不全或营养不良者，药物剂量过大、体力活动过度、进食不规则、进食减少、饮含酒精饮料等为常见诱因。作用时间长的药物（如格列本脲和格列美脲）较容易引起低血糖，而且持续时间长，停药后仍可反复发作。②体重增加。③皮肤过敏反应。④消化系统：上腹不适、食欲减退等。⑤心血管系统。某些磺脲类可能对心血管系统带来不利影响。肝肾心脑功能不好者慎用。格列吡嗪、格列齐特和格列喹酮作用温和，较适用于老年人。

格列奈类：是一类快速作用的胰岛素促分泌剂，可改善早相胰岛素分泌。降血糖作用快而短，主要用于控制餐后高血糖。低血糖症发病率低、程度较轻而且限于餐后期间。较适合于 2 型糖尿病早期餐后高血糖阶段或以餐后高血糖为主的老年患者。有瑞格列奈、那格列奈两种制剂。

（2）双胍类：

广泛应用的是二甲双胍。主要作用机制为抑制肝葡萄糖输出，也可改善外周组织对胰岛素的敏感性、增加对葡萄糖的摄取和利用。二甲双胍治疗 2 型葡萄

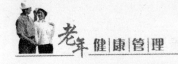

糖尚伴有体重减轻、血脂谱改善、纤溶系统活性增加、血小板聚集性降低。

适应证：2型葡萄糖，尤其是无明显消瘦的患者以及伴血脂异常、高血压或高胰岛素血症的患者，作为一线用药，可单用或联合应用其他药物。

禁忌证或不适证：肾、肝、心、肺功能减退以及高热患者禁忌，慢性胃肠病、慢性营养不良、消瘦者不宜使用本药。

年老患者慎用，药量酌减，并监测肾功能。准备静脉注射碘造影剂检查的患者应事先暂停服用双胍类药物。

（3）噻唑烷二酮类（格列酮类）：

被称为胰岛素增敏剂，明显减轻胰岛素抵抗，对心血管系统和肾脏显示出潜在的器官保护作用。主要不良反应为水肿、体重增加，有心脏病、心力衰竭倾向或肝病者不用或慎用。

（4）α葡萄糖苷酶抑制剂：

主要降低餐后高血糖。作为2型葡萄糖第一线药物，尤其适用于空腹血糖正常（或不太高）而餐后血糖明显升高者。可单独用药或与其他降糖药物合用。常见不良反应为胃肠反应，如腹胀、排气增多或腹泻。现有阿卡波糖、伏格列波糖两种制剂。

7.胰岛素治疗

胰岛素作为补充治疗，用于经合理的饮食和口服降糖药治疗仍未达到良好控制目标的患者。通常白天继续服用口服降糖药，睡前注射中效胰岛素或每天注射1~2次长效胰岛素。在2型葡萄糖患者胰岛素补充治疗过程中，当每日胰岛素剂量已经接近50U时，可停用胰岛素促分泌剂而改成替代治疗。每天注射2次中效胰岛素或预混制剂。老年患者、已有晚期严重并发症者不宜采用强化胰岛素治疗。

胰岛素制剂：按起效快慢和作用维持时间，胰岛素制剂可分为短（速）效、中效和长（慢）效三类。短效胰岛素主要控制一餐饭后高血糖；中效胰岛素主要控制两餐饭后高血糖，以第二餐为主；长效胰岛素无明显作用高峰，主要提供基础水平胰岛素。现有各种比例的预混制剂，最常用的是含30%短效和70%中效的制剂。

胰岛素制剂类型、种类、注射技术、注射部位、患者反应性差异，可影响胰岛素的起效时间、作用强度和维持时间。腹壁注射吸收最快，其次分别为上臂、大腿和臀部。应定期更换注射部位以避免感染。

严格的无菌技术、密切的自我监测血糖和正确及时的程序调整是保持良好血糖控制的必备条件。

8.糖尿病慢性并发症的治疗原则

积极控制高血糖、严格控制血压、纠正脂代谢紊乱、抗血小板治疗、控制体重、戒烟和改善胰岛素敏感性等，并要求达标。

（1）糖尿病高血压，患者血压应控制在130/80mmHg 以下。

（2）糖尿病作为冠心病等危症，LDL–C 治疗的目标值为 < 2.6mmol/L（100mg/dl）。

（3）严格代谢控制可显著推迟糖尿病血管并发症和周围神经病变的发生与发展。

（4）对糖尿病肾病应注意早期筛查微量白蛋白尿及评估 GFR。临床上糖尿病肾病的诊断是依据糖尿病史、有微量白蛋白尿或蛋白尿，并能排除其他肾脏疾病后作出。早期肾病应用血管紧张素转换酶抑制剂（ACEI）或血管紧张素 II 受体阻滞剂（ARB）除可降低血压外，还可减轻微量白蛋白尿。临床肾病（IV期）即要开始低蛋白饮食。

9.糖尿病足的预防

老年人病史较长，常合并神经病变，主观上保护性感觉缺失，症状的感觉往往迟于实际的病情，加之免疫功能低下，对感染的反应和表现迟钝，一旦足部出现微小创伤或炎症，创伤愈合与炎症修复所需要的血供急剧增加，足部血供的低水平导致足部病变迅速发展。

（1）应注意远离各种热源，如暖气、热水袋。洗脚时先用手试水温，以免水温高烫伤足部皮肤。

（2）穿干净舒适的棉袜，穿宽大的鞋，不穿系鞋带的鞋，鞋里不可有异物。

(3) 应小心剪指甲，防止甲沟炎。

六、冠心病

冠状动脉粥样硬化性心脏病指冠状动脉粥样硬化使血管腔狭窄或阻塞，或（和）因冠状动脉功能性改变（痉挛）导致心肌缺血缺氧或坏死而引起的心脏病，简称冠心病，亦称缺血性心脏病。冠心病可分为心绞痛、心肌梗死、无症状性心肌缺血、缺血性心脏病、猝死五型。

临床医学将本病分为急性冠脉综合征（ACS）和慢性冠脉病（CAD）两大类。急性冠脉综合征包括不稳定型心绞痛、心肌梗死，有的也将冠心病猝死包括在内。慢性冠脉病包括稳定型心绞痛、冠脉正常的心绞痛、无症状性心肌缺血和缺血性心力衰竭（缺血性心肌病）。急性冠脉综合征需紧急就诊治疗，慢性冠脉病常在体检中发现。

（一）无症状性心肌缺血

无症状性心肌缺血指日常无症状，但客观检查有心肌缺血表现的冠心病，亦称隐匿性冠心病。患者多属中年以上，有冠状动脉粥样硬化，但病变较轻或有较好的侧支循环，或患者痛阈较高而无痛感，但心电图有 ST 段改变、T 波倒置等心肌缺血的客观表现，可

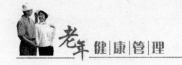

以认为是早期的冠心病。此类患者可能突然转为心绞痛或心肌梗死，亦可能逐渐演变为缺血性心肌病，发生心力衰竭或心律失常。

（二）缺血性心肌病

缺血性心肌病型冠心病是心肌的血供长期不足，心肌组织发生营养障碍和萎缩，或大面积心肌梗死后，纤维组织增生所致。临床特点是心脏逐渐扩大，发生心律失常和心力衰竭。心律失常可呈现各种类型，以房性或室性期前收缩、心房颤动、病态窦房结综合征、房室传导阻滞和束支传导阻滞较多见。心力衰竭一般先左心衰竭，后右心衰竭，逐渐发生，并出现相应的临床症状。

（三）预防与治疗

治疗在于改善冠状动脉供血和心肌的营养，控制心力衰竭和心律失常。对心力衰竭患者的治疗要着眼于改善心室重构，应用 ICEI、β 受体阻滞剂、利尿剂或加用地高辛。病态窦房结综合征和严重房室传导阻滞者宜及早安置永久性人工心脏起搏器。对心律失常和房颤患者以控制心室率为主。

预防在于积极防治动脉粥样硬化。

二级预防：A 抗血小板聚集，阿司匹林或（和）氯吡格雷。抗心绞痛治疗，硝酸酯类制剂。B 预防心

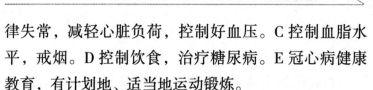

律失常，减轻心脏负荷，控制好血压。C 控制血脂水平，戒烟。D 控制饮食，治疗糖尿病。E 冠心病健康教育，有计划地、适当地运动锻炼。

七、心律失常

心律失常是指心脏冲动的频率、节律、起源部位、传导速度或激动次序的异常。体检时心电图即可发现，非常常见。正常心率为 60 ~ 100 次 / 分，心律整齐。

(一) 窦性心动过速

窦性心律的频率超过 100 次 / 分，并结合心电图其他特征可称为窦性心动过速。窦性心动过速可见于健康人吸烟、饮茶或咖啡、饮酒、体力活动及情绪激动时。在某些病理状态常有发生，如发热、甲状腺功能亢进、贫血、休克、心肌缺血、心力衰竭以及某些药物的使用。

(二) 窦性心动过缓

窦性心律的频率低于 60 次 / 分，称为窦性心动过缓。窦性心动过缓可见于健康的年轻人、老年人、运动员与睡眠状态。病理状态见于高颅内压、严重缺氧、低温、甲状腺功能减退、阻塞性黄疸以及一些药物的使用。

（三）传导阻滞

心脏传导阻滞的病因可以是传导系统的器质性损害，也可以是迷走神经张力增高引起的功能性抑制或者药物的作用。心脏传导阻滞按发生部位分为窦房阻滞、房内阻滞、房室传导阻滞和室内阻滞。体检时心电图所见传导异常多为房室传导阻滞、束支与分支阻滞。

1.房室传导阻滞

它是常见的一种心脏传导阻滞，多认为是由器质性心脏病所致，少数迷走神经张力增高的正常人亦发生。按阻滞程度可分为：

（1）一度房室传导阻滞。多为功能性病变，通常无症状，心室率不太慢者无需特殊治疗，预后较好。

（2）二度房室传导阻滞。又分为Ⅰ型、Ⅱ型。二度Ⅰ型房室传导阻滞较Ⅱ型常见，Ⅰ型多为功能性病变或病变位于房室结的近端，可有心悸症状，预后较好。二度Ⅱ型多为器质性损害，可发展为三度房室传导阻滞。

（3）三度房室传导阻滞。又称完全性房室传导阻滞。三度房室传导阻滞的症状取决于心室率快慢与伴随病变，可以有头昏、晕厥、心绞痛、心力衰竭。如果心室率缓慢伴有明显症状或血流动力学障碍，应积极治疗原发病，安置心脏起搏器。预后较差。

2.束支与分支阻滞

（1）右束支阻滞：体检常见，发生于各种器质性心脏病，也见于正常人。

（2）左束支阻滞：大部分为器质性病变所致。

（3）左前分支阻滞：体检常见于动脉硬化、冠心病和其他器质性心脏病。

（四）房性期前收缩

常称为房性早搏。正常成人监测 24 小时心电图大约 60% 有房性早搏发生，各种器质性心脏病均可出现房性早搏。吸烟、饮酒与咖啡均可诱发房性早搏。房性早搏通常无需治疗,当有明显症状时才予治疗。

（五）心房颤动

简称房颤，是一种很常见的心律失常，男性多于女性。发病率随年龄而增加，60 岁为 2%～4%，之后每 10 年增加 1 倍，80 岁以上达 8%～10%。房颤的发作呈阵发性或持续性。房颤常发生于原有心血管疾病、肺部疾病、甲状腺功能亢进等，也可在正常人情绪激动、手术前后、运动或大量饮酒时发生。老年人持续房颤进行减慢心室率的治疗时应关注血栓栓塞的预防。

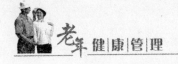

(六) 室性期前收缩

常称为室性早搏。正常人与各种心脏病患者均可发生，发生率随年龄增长而增加。缺血、缺氧、电解质紊乱、精神不安、劳累、过量烟、酒、咖啡能诱发室性早搏。对无器质性心脏病的室性早搏患者，如无明显症状，可不必使用药物治疗，只要去除诱因、说明良好预后、做好解释工作即可。对有器质性心脏病的患者，根据室性早搏数量、症状、类型及原有心脏病选择抗心律失常药物治疗。

八、高脂血症

高脂血症指原发性或继发性血脂蛋白水平升高。随着生活水平提高和生活方式改变，我国血脂异常的患病率已明显升高，体检发现高脂血症高达20%以上。血脂异常作为代谢综合征的组分之一，与肥胖症、2型糖尿病、高血压、冠心病、脑卒中等密切相关，因此防治血脂异常对延长寿命、提高生活质量具有重要意义。

血脂来源于两方面：一是吃进的，过量食入淀粉（如米饭、馒头）、蛋白质、动物脂肪均可被机体转化为脂质，但这并不是胆固醇的主要部分。二是机体内生的，从肝脏、小肠生成胆固醇，叫做内源性胆固醇和／或内源性甘油三酯。如素食者血胆固醇或者甘油三酯高的主要原因就是内生较多。食入外界原料多，体内胆固醇生成亦越多；当进入身体的原料不多，胆固醇同样在生成。正因为脂蛋白代谢过程极为复杂，凡是引起脂质来源、脂蛋白合成、代谢过程关键酶异常或降解过程受体通路障碍的，不论何种原因均可导致血脂异常。所以在平常餐饮中不吃肉，不等于没有高脂血症。做到少食或合理饮食肯定会减少高胆固醇和高甘油三酯的发生。

脂蛋白的主要特性

脂蛋白	主要来源	主要脂质	主要功能
乳糜微粒（CM）	食物	甘油三酯	运送外源性甘油三酯到外周组织
极低密度脂蛋白（VLDL）	肝脏	甘油三酯	运送内源性甘油三酯到外周组织
低密度脂蛋白（LDL）	VLDL 分解代谢	胆固醇酯	运送内源性胆固醇到外周组织
高密度脂蛋白（HDL）	肝脏、肠道	胆固醇酯	逆向转运胆固醇

血脂质中血浆总胆固醇：<5.2mmol/L 是理想值；5.2～6.2mmol/L 为临界值；≥6.2mmol/L 为增高值。血浆甘油三酯：<1.7mmol/L 为理想值；1.7～2.3mmol/L 为临界值；>2.3mmol/L 为增高值。血脂蛋白中测定 LDL 和 HDL，比总胆固醇测定更有意义。LDL 升高与心血管病患病率升高、病死率升高呈正相关；HDL 升高与动脉粥样硬化程度呈负相关。

血脂异常分为原发性和继发性。原发性血脂异常大多数原因不明，呈散发性，被认为是多基因与环境因素综合作用的结果，临床上常与肥胖症、高血压、冠心病、糖耐量异常或糖尿病等疾病同时发生，并伴有高胰岛素血症，这些被认为与胰岛素抵抗有关，称为代谢综合征。继发性血脂异常通常与全身系统性疾病和长期服用某些药物相关，如糖尿病、甲状腺功能减退症、肝肾疾病。引起血脂异常的药物如利尿剂、β受体阻滞剂、激素等。

（一）症状

高脂血症的症状一般不明显，绝大多数人是在体检时发现的。一般高脂血症可表现头晕、神疲乏力、失眠健忘、肢体麻木、胸闷、心悸等；长期高脂血症主要是并发症的症状，如冠心病和周围动脉疾病，表现为心绞痛、心肌梗死、脑卒中和间歇性跛行；少数高脂血症可出现黄色瘤、角膜环和高脂血症眼底改变。高脂血症眼底改变是由于富含甘油三酯的大颗粒脂蛋白沉积在眼底小动脉上引起光折射所致，常常是严重的高甘油三酯血症并伴有乳糜微粒血症的特征表现。

（二）防治

（1）饮食控制：这是降低血脂的最主要和最有效的方法。

①宜食低脂食品：如各种瘦肉、牛奶、蔬菜、豆

制品、海蜇等，尤其是多吃含纤维素多的蔬菜，可以减少肠内胆固醇的吸收。少食能引起甘油三酯增高的食物，如禽蛋类（尤其是蛋黄）、肥肉、动物内脏（如脑、心、肾、肝、肠）、动物油等，都可引起外源性甘油三酯增高。

②选择降脂蔬菜：具有降低血脂的蔬菜有：洋葱、茄子、芹菜、菜花、辣椒、苦瓜、海带、香菇、大蒜等。

③减少甜食或碳水化合物的摄入：摄入过多的甜食或碳水化合物（如米、面食），可在肝脏中转化为甘油三酯，引起血浆中内源性甘油三酯增高。

（2）加强体力活动和体育锻炼：运动可以增强机体代谢，提高体内某些酶，尤其是脂蛋白酯酶的活性，有利于甘油三酯的运输和分解。

（3）减轻体重：肥胖是引起血脂增高的重要因素，对体重超过正常标准的人，应在医生指导下逐步减轻体重。

（4）戒烟，减少饮酒量。

（5）避免过度紧张：情绪紧张，过度兴奋，可引起血中胆固醇及甘油三酯含量增高。

（6）降脂药物：饮食治疗与健身疗法无效者可在医生指导下选择降脂药。

①他汀类：降脂特点为主要降低胆固醇、低密度脂蛋白、中度降低甘油三酯，并有抗动脉硬化效应。适于治疗以胆固醇升高为主及混合型高脂血症。

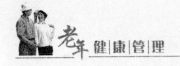

②贝特类：降脂特点为主要降低甘油三酯、兼降胆固醇。适于高甘油三酯血症。

九、脂肪肝

脂肪性肝病是脂肪（主要是甘油三酯）在肝脏过度沉积的临床病理综合征。近年脂肪性肝病的发病率不断升高，有报道称其发病率高达 10%左右。

（一）病因

（1）非酒精性脂肪性肝病：肥胖、2 型糖尿病、高脂血症等单独或共同成为非酒精性脂肪性肝病致病因素。

（2）酒精性脂肪性肝病：酒精性脂肪性肝病是由于长期大量饮酒所致，饮酒后乙醇主要在小肠吸收，90%以上在肝内代谢。一般而言，平均每日摄入乙醇 80g 达 10 年以上会发展为酒精性肝硬化，而短期反复大量饮酒可发生酒精性肝炎。遗传因素、性别、其他肝病也是酒精性脂肪性肝病的危险因素。

所以，肥胖、过量饮酒、高脂饮食、少动者、慢性肝病以及中老年糖尿病患者是脂肪肝的易患人群。

（二）症状

轻度脂肪肝：多无自觉症状，个别有疲乏感。

中重度脂肪肝：有类似慢性肝炎的表现，如食欲不振、疲倦乏力、体重减轻、肝区或右上腹隐痛等。

（三）检查

根据饮酒史、肝功化验、B超检查、必要时CT检查有助于早期诊断。B超诊断脂肪肝具有经济、迅速、无创伤等优点，因此，定期给脂肪肝高危人群作肝脏B超检查是早期发现脂肪肝的最佳方法。

（四）防治

（1）改变生活方式，实行有规律的一日三餐制。节食、禁酒和戒烟。控制原发疾病。

（2）运动项目应以低强度、长时间的有氧运动为主。

（3）注意三大营养素的合理搭配：即增加蛋白质的摄入量，重视脂肪的质和量，糖类饮食应适量，限制单糖和双糖的摄入。低脂饮食并且以植物性脂肪为主，尽可能多吃一些不饱和脂肪酸（如橄榄油、菜籽油、茶油），少吃饱和脂肪酸（如猪油、牛油、羊油、黄油、奶油），同时限制胆固醇的摄入量（如动物内脏、脑髓、蛋黄、鱼卵、鱿鱼等）；少吃富含单糖和双糖的食品（如高糖糕点、冰淇淋、干枣和糖果）。过量摄食、零食、夜食以及过分追求高品位高热量的浓味食物会引起身体内脂肪过度蓄积，因此应尽量避免。

（4）药物治疗：调脂、降压、改善胰岛素抵抗和

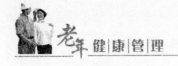
控制血糖等。

十、胆囊炎胆结石

（一）胆囊的生理功能

（1）浓缩储存胆汁。胆囊容积仅为 40～60ml，但 24 小时内能接纳约 500ml 的胆汁。胆囊粘膜有很强的选择性吸收水和钠、氯的功能，进入胆囊的胆汁 90% 的水分被胆囊粘膜吸收，使胆汁浓缩 5～10 倍后储存于胆囊内。

（2）排出胆汁。胆汁的分泌是持续的，而胆汁的排放则随进食而断续进行，通过胆囊平滑肌收缩和 oddi 括约肌松弛来实现，受神经系统和体液因素来调节。

（3）分泌功能。胆囊粘膜每小时分泌约 20ml 粘液性物质，主要是粘蛋白，可保护和润滑胆囊粘膜免受胆汁的溶解，并使胆汁容易通过胆囊管。

（二）分类

胆结石按其构成成分分为：

（1）胆固醇结石：X 线检查多不显影，80%胆固醇结石位于胆囊。

（2）胆色素结石：又称泥沙样结石，主要发生于胆管内，常与胆道感染有关。

（3）混合性结石：由胆红素、胆固醇、钙盐等多种成分混合而成，混合性结石60%发生在胆囊内，40%在胆管内。

胆结石包括胆囊结石和胆管结石，是常见病和多发病。胆囊结石主要为胆固醇结石或以胆固醇为主的浓缩性结石。约20%～40%的胆囊结石患者可终身无症状，在体检或行其他手术时被发现，称为静止性胆囊结石。

（三）病因

（1）长期不吃早餐使胆汁浓度增加，有利细菌繁殖，容易促使胆结石形成。

（2）多次妊娠增加胆结石的发病率，多产妇女的发病率更高。

（3）饭后久坐妨碍胆汁酸的重吸收，致胆汁中胆固醇与胆汁酸比例失调，胆固醇易于沉积，从而诱发胆结石的形成。

（4）体重超标会诱发胆结石。

（5）糖尿病较多合并胆结石。

（四）症状

（1）消化不良等胃肠道症状，患者在进食油腻食物后出现上腹部或右上腹部隐痛不适、饱胀、伴嗳气、呃逆等，常被诊为"胃病"。

（2）胆绞痛的表现：疼痛位于上腹部或右上腹部呈阵发性，可向右肩部和背部放射，伴有恶心呕吐。

（五）常用检查

（1）超声检查：属无创检查，B超图像清晰，分辨率高，能检出直径2mm以上的结石，是一种安全、快速、简便、经济而准确的检查方法。诊断胆道结石，准确率达95%以上。

（2）CT、磁共振（MRI）、磁共振胆胰管造影（MRCP）：无创、安全、准确，但费用高。适用于B超检查不清晰需要进一步明确诊断者。

（3）内镜逆行胰胆管造影（ERCP）：属有创检查，是在内镜直视下通过十二指肠乳头将导管插入胆管和（或）胰管内进行造影。直视观察，对可疑病变直接取材活检，还可用于胆管感染、胆道狭窄的治疗，以及胆总管下段结石取石、胆道蛔虫症取虫等治疗。

（六）治疗

（1）对于有症状和（或）并发症的胆囊结石应及时手术治疗。胆囊切除是治疗胆囊结石的首选方法，目前多采用腹腔镜微创手术治疗。

（2）对无症状的胆囊结石一般不需立即手术，只需观察和随诊。下列情况应择期手术：①结石直径>2~3cm；②合并糖尿病者在糖尿病已控制时；③老年人或有心肺功能障碍者。

（3）胆囊结石一旦急性发作而被迫施行急诊手术时，危险性远比择期手术要大。

（4）慢性胆囊炎约 70%～90%合并胆囊结石。对不伴有结石的慢性胆囊炎老年病人可采用非手术治疗，限制脂类饮食、消炎、利胆及中西医结合治疗。

（七）胆结石患者的饮食

（1）清淡饮食：最好不吃油炸食品、肉汤等，避免胆囊过度紧缩、胆汁分泌增加。

（2）定时进餐、餐间避免零食：以减少胆囊不断受到刺激而增加胆囊收缩和胆汁分泌。

（3）食物要易消化：可减轻胆囊等消化器官的负担。

（4）饮食不宜过饱：以免胆囊过度收缩、胆汁分泌增加。

十一、胆囊息肉

胆囊息肉又称胆囊隆起样病变。胆囊息肉样病变是泛指胆囊壁向腔内呈息肉状生长的所有非结石性病变总称。大多数胆囊息肉的症状与慢性胆囊炎相似，主要表现为右上腹轻度不适，伴有结石时可出现胆绞痛，但也有相当数量的患者并无症状，只是在体检时才被发现。

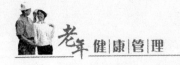

（一）胆囊息肉特点

（1）发病率逐渐增高：诱因有：①高胆固醇饮食；②长期酗酒，过多进食刺激性食物；③饮食规律紊乱，早餐不吃好或不吃早餐，晚餐过盛、过多等；④食品添加剂泛滥、农药残留等。

（2）隐蔽性强：①胆囊息肉多无症状，85%以上的患者都是在体检中发现。②无症状型胆囊息肉给人造成的假象是不痛不痒。③CT 和磁共振检查中，3~4mm 以下的息肉难以发现或易漏诊。

（3）癌变率高：胆囊息肉的致命处在于突发癌变，癌变后许多胆囊息肉患者没有不适的感觉，病情在不知不觉中悄然变化。

（二）检查

B 超检查：方法灵活、准确、无创伤、可重复、价廉、易为众多患者接受，能准确地显示息肉的大小、位置、数量及胆囊壁的情况。B 超检出率为 92.7%，特异性 94.8%，假阳性 5.2%。

（三）治疗

胆囊息肉是否需要手术，取决于下列情况：年龄、病变大小、数量、部位、形状，有无临床症状或合并胆囊结石，能否排除胆囊恶性肿瘤可能。因此，当 B 超检查发现有息肉样病变时，要在手术治疗和非手术治疗方案上作出抉择：

（1）合并胆囊疾病，如胆囊结石、急性或慢性胆囊炎，并有明显临床症状者，均应施行胆囊切除手术。

（2）疑有早期胆囊癌可能，应及早手术治疗。

（3）大小在 1cm 以上的单发息肉或位于胆囊颈部，不论有无临床症状，均应手术。

（4）大小在 1cm 以下无临床症状的单发息肉，应定期复察（3 个月），若病变有增大趋向，应行手术。观察增大的趋势很重要。

（5）无明显症状的 5mm 左右的多发性息肉，不需手术，观察为主。

（四）胆囊切除术后的饮食

切除胆囊后，机体便失去了胆囊的储存、浓缩、排泌胆汁和分泌的功能，在消化过程中没有浓缩的胆汁进入小肠，肠内胆汁酸浓度降低，胆盐的含量比正常人减少一半。如果摄入的食物中脂肪含量较多，就会引起脂肪消化不良并影响脂溶性维生素的吸收，经过 2～3 个月的时间后机体才会逐渐适应和代偿。因此，在这一段尚未适应的日子里，对摄入脂肪的量要加以限制，尤其是一次不能吃含太多动物脂肪的食物。一般采用少吃多餐的办法，一餐食量不宜过饱。食物可以是低脂半流食或低脂软饭，如各种粥类、面条、面包、豆腐、蛋清、去脂牛奶、低脂瘦肉、少纤维蔬

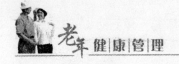

菜和水果等。烹调以炖、蒸、煮的方法为宜。根据对食物的耐受情况，脂肪控制可以从每日 20 克过渡到每日 40 克。手术后经过一段时间的胃肠道适应，再逐渐放开对脂肪食物的限制。

十二、肝囊肿

肝囊肿是最常见的肝脏良性疾病之一，虽是一种占位病变，但不是肿瘤。肝囊肿大多生长缓慢，无症状，也触不到肿块，只有在 B 超、CT 检查或同位素肝扫描时才会发现，大多数情况下可与患者一辈子"和平共处"，因而不必担忧。

肝囊肿完全不同于肝血管瘤。肝血管瘤是肝脏最常见的良性肿瘤之一，以肝海绵状血管瘤最常见，一般呈单发，多发生在肝右叶，约 10% 左右为多发，可分布在肝一叶或双侧。肝血管瘤形成原因未明，亦无明显症状，仅表现为肝内占位性病变，临床上需与肝癌相鉴别。

（一）分类

肝囊肿分为寄生虫性囊肿和非寄生虫性囊肿两大类。非寄生虫性肝囊肿最常见，临床上所说的肝囊肿主要是指非寄生虫性肝囊肿，分先天性和后天性两种。后天性肝囊肿有：①血肿和退行性囊肿；②淋巴囊肿；

③因胆管阻塞所致的潴留性囊肿；④囊性腺瘤。其中潴留性囊肿最常见，多由炎症、水肿、瘢痕、外伤、穿刺等原因引起。

肝囊肿又有单发性和多发性之分。单发性肝囊肿常位于肝右叶，多见于女性。多发性肝囊肿更常见，可发生于左、右肝叶，并可合并多囊肾。

（二）症状

症状因囊肿位置、大小、数目和有无并发症而异。当囊肿增大到一定程度压迫邻近脏器如胃、十二指肠、结肠时，可有轻微症状，如上腹部无痛性肿块、肝区胀痛、食欲不振、嗳气、恶心呕吐、消瘦。肝肿大但无压痛。囊内感染时有畏寒、发热、白细胞升高等。

（三）检查

肝囊肿主要依赖影像学诊断，以超声波检查最常用，B超检查对肝囊肿的检出率可达98%。在定性方面，超声波检查比CT更准确；但在全面掌握囊肿的大小、数目、位置和肝脏及其周围的脏器、尤其是需要手术治疗的巨大肝囊肿时，CT优于B超。B超或CT诊断肝囊肿十分可靠，同时可化验血液甲胎球蛋白排除肝癌，不必做其他检查。肝囊肿不导致肝功能异常。

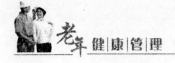

（四）防治

肝囊肿不会恶变，单发多发无好坏之分。肝囊肿多数无须特殊治疗，只需定期复查 B 超。囊肿超过 5 厘米者可采取超声引导下穿刺吸出囊液后注入硬化剂来处理。平时应避免肝区受外力碰撞，以防囊肿破裂。中药、西药都不可能使囊肿消失或缩小。

十三、贫血

贫血是指人体外周血红细胞容量减少，临床上常以血红蛋白（Hb）浓度来代替。我国成年人血红蛋白：男性低于 120g/L、女性低于 110g/L，高于 90g/L 为轻度贫血；低于 90g/L，高于 60g/L 为中度贫血；低于 60g/L 为重度贫血。老年人贫血的发生率高达 17% 左右，不应忽视。在红细胞生成过程中，需要有足够的蛋白质、铁、叶酸和维生素 B_{12}。肾脏产生的促红细胞生成素能调节红细胞的生成。

（一）原因

（1）铁吸收利用率降低：膳食中的铁可分为血红素铁和非血红素铁两种形式，它们在肠道是不同机制被吸收的。非血红素铁主要以 Fe（OH）$_3$ 络合物的形式存在，在胃酸作用下，可还原成亚铁离子，再与肠内容物中的维生素 C，某些糖及氨基酸形成络合物，有利于吸收。老年人植物性食物摄入较多，植物性食品中的植酸、草酸、磷酸和膳食纤维均能降低非血红素铁的吸收和利用。另外维生素 B_{12}、B_6 及叶酸等营养素摄入量不足、饮茶过浓也有影响。

（2）铁摄入量减少：随着年龄的增加，食物摄入总量减少，铁的摄入量相应减少。我国老年人每日铁的食用推荐量为 12 毫克。

（3）蛋白质摄入不足：老年人一般减少了肉、鱼、禽动物蛋白的摄入，蛋白质的数量和质量不高会引起贫血。

（4）胃酸缺乏：许多老年人胃酸分泌减少，或服用抗酸剂，不利于非血红素铁的释出，阻碍了铁的吸收。

（5）造血功能低下：随着年龄的增长，老年人骨髓内的造血组织逐渐被脂肪组织和结缔组织所代替。

各种疾病影响如癌症中晚期、慢性肾病、风湿病或类风湿性疾病、白血病、多发性骨髓瘤、急慢性失血性疾病（如消化性溃疡、大肠癌）等，均可引起贫血。

（二）症状

贫血致携氧能力降低，表现皮肤苍白、疲乏无力、呼吸加深加快、心率加快，活动量愈大愈明显；神经系统缺氧出现头晕、头痛、耳鸣、失眠、记忆力减退、注意力不集中；消化功能减低导致消化不良、腹胀、

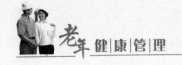

食欲减退、大便规律改变等。

(三) 防治

老年人主要应从食物中补充铁，特别是从富含造血原料（蛋白质、铁、铜、叶酸、维生素 B_{12} 等）的食品中补铁。含蛋白质较多的食品有乳品、蛋类、鱼肉、瘦肉、豆制品等，含铁较多的食品有动物肝脏、心、肾和大枣等。此外，应多吃新鲜蔬菜，如菠菜、芹菜、油菜、西红柿等。还可适当补充叶酸、维生素 B_{12}。

十四、白细胞减少症和中性粒细胞减少症

白细胞减少症是指由各种病因所致外周血白细胞计数持续低于正常值（成人低于 4.0×10^9/L）；中性粒细胞减少症是指成人中性粒细胞少于 2.0×10^9/L。由于多数情况下白细胞减少症是粒细胞减少所致，且嗜酸性、嗜碱性粒细胞占粒细胞总数的比例少，故粒细胞减少症通常又相当于白细胞减少症。此症近年有增多趋势，可能与接触放射性物质、滥用药物有关。医务工作者较多见，与较常接触化学药物有关。根据中性粒细胞减少的程度可分为轻度 (2.0~1.0) $\times 10^9$/L、中度 (0.5~1.0) $\times 10^9$/L、重度 $<0.5 \times 10^9$/L，重度减少者即为粒细胞缺乏症。患者预后很大程度取决于医疗、保护隔离措施及经济条件等。

（一）病因

（1）细胞毒性药物、化学毒物、电离辐射是引起中性粒细胞减少的最常见原因。某些药物可导致粒细胞减少，如化疗药、抗结核药、解热镇痛药、抗甲状腺药。

（2）病毒感染、某些传染病（如伤寒）。

（3）各种原因造成脾脏大、脾功能亢进，导致中性粒细胞在脾内破坏增多。

（二）症状

轻度减少者无特殊表现，中度和重度减少者易发生感染和出现疲乏、无力、头晕、食欲减退等，常见的感染部位是呼吸道、消化道、泌尿系统。

（三）检查

（1）血常规检查发现白细胞减少，中性粒细胞减少，淋巴细胞百分比相对增加。

（2）骨髓涂片因粒细胞减少原因不同，骨髓象各异。

（四）防治

（1）去除病因和治疗原发病。

（2）防治感染：轻度粒细胞减少者不需特别的预防措施；中度粒细胞减少者感染率增加，应减少出入公共场所的次数，并应注意皮肤及口腔卫生，去除慢

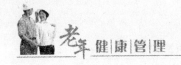

性感染病灶；重度粒细胞减少者应急诊住院治疗，采取无菌隔离措施，防止交叉感染。静脉用免疫球蛋白有助于重症感染的治疗。

（3）升粒细胞治疗可应用 B 族维生素、鳖肝醇、利血生等药物，但疗效不确切。粒细胞缺乏症者应用重组人粒细胞集落刺激因子治疗，疗效确切。

（4）除自身免疫性粒细胞减少和免疫介导机制所致的粒细胞缺乏可用糖皮质激素等免疫抑制剂治疗外，其他原因则不宜用免疫抑制剂。

十五、高尿酸血症

"血尿酸"（血液中尿酸浓度）是常见的体检项目之一。尿酸是嘌呤的最终代谢产物，嘌呤存在于细胞的核酸中，参与蛋白质的合成，所有的蛋白质均是嘌呤的来源。血尿酸 >420μmol/L 为高尿酸血症。高尿酸血症的发生机制至今尚未完全阐明，除少数病人与遗传性酶缺陷有关外，目前认为大部分病人与不良生活方式有关。肥胖、糖尿病、高血脂、高血压、动脉硬化病人中，高尿酸血症的发病率明显增高。高尿酸血症现被作为冠心病的危险因素之一。

（一）症状
很多医生不重视高尿酸血症；很多人体检发现血

尿酸异常升高也未加重视。因为高尿酸血症没有任何自觉症状。实践表明，约有10%的高尿酸血症者会发展为"痛风"。痛风以突然发生的关节处剧烈疼痛为主要症状，常累及足、踝、膝、手腕、手指等部位关节。疼痛多在午夜或清晨突然发作，可以自行缓解，但会反复发作。关节疼痛，来去如风，故名"痛风"。原发性高尿酸血症与痛风需建立在排除其他疾病的基础之上。

（二）防治

在日常生活中，应采取以下措施：

（1）避免高嘌呤食物，主要是动物内脏、海鲜和大部分鱼类、肉类，尽量选用牛奶、蛋类、粮食、蔬菜和水果等低嘌呤食物。

（2）少吃甜食和糖，不吃蜂蜜。

（3）多选用碱性食物，如蔬菜、水果、牛奶等，有助于尿酸排泄。促进尿酸排泄更有效的方法是服用碳酸氢钠（小苏打或苏打水）。

（4）多饮水，每天1500～2000ml以上，偏碱性的饮用水有助于尿酸排泄。

（5）戒酒，尤其是戒啤酒。

（6）适当增加运动量或体力活动，但要避免剧烈运动和过度体力活动（引发痛风)。

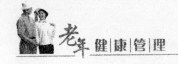

（三）食物中嘌呤含量分类

1.含嘌呤高的食物（每100g食物中含嘌呤100~1000mg）

瘦肉类：肝、肾、胰、心、脑、肉馅、肉汁、肉精、肉汤（各种肉、禽制的浓汤或清汤）。

鱼类：鲭鱼、沙丁鱼、凤尾鱼、鱼卵、小虾、贻贝（蚝、淡菜）。

禽类：鹅、鹧鸪（斑鸠、石鸡）。

其他：酵母（酿造或烤面包用）。

2.含嘌呤中等的食物（每100g食物中含嘌呤90~100mg）

除含嘌呤高的食物之外的：肉类、禽类、干豆类、干豌豆、鱼类、贝壳类、水产、蘑菇、菠菜、扁豆、芦笋（龙须菜）。

3.含嘌呤较少的食物

谷类：各种强化的谷类及其制品，如大米、细加工的玉米面等；精白或强化面粉制品，如面条、通心粉、蛋糕、饼干等。

乳类制品：牛奶、干酪、适量奶油、冰淇淋。

蛋类：鸡蛋。

蔬菜类：除列于含嘌呤中等食物以外的蔬菜。

水果类：各种水果。

硬果类：花生、杏仁、核桃等。

油脂类（适量）：植物油、动物脂肪、黄油、人造黄油。

其他：盐、糖、醋等调味品，茶、咖啡、巧克力、橄榄、泡菜、香料。

十六、肾囊肿

单纯性肾囊肿是肾囊肿中最常见的一种，与多囊肾不同，该病不是先天遗传而是后天形成的，主要见于成人。过去曾认为它是由局部缺血造成，近年来研究认为可能由肾小管憩室、集合管憩室发展而来。发生率随年龄而增加，50岁以上者约半数人至少有一个囊肿，囊肿可以是一侧也可是两侧，每个肾脏有一个或少数几个囊肿。囊肿一般孤立呈球形，与肾盂不相通，位于肾皮质浅表者可改变肾脏外形，也可位于皮质深层或髓质；直径 0.5~1cm，也可 3~8cm，内含较粘稠草黄色液体；囊壁薄而透明，壁内衬以单层扁平上皮细胞，有过炎症囊壁可增厚、纤维化甚至钙化。单纯性肾囊肿自然变化缓慢，主要是囊肿数目的增加，其次是大小的轻度增加，少数轻度缩小。

单纯性肾囊肿一般不出现症状，常因其他目的查体时无意中被发现。肾囊肿偶可出现腰疼、腰困、血尿和局部疼痛，也可出现肾盏梗阻和继发感染，偶致红细胞增多症，但不会导致肾功能减退和衰竭。个别因囊肿压迫邻近血管，造成局部缺血和肾素增高而出

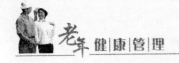

现高血压，此时抽吸囊液或切除囊肿，血压随之降至正常。囊肿除特别巨大有严重合并症时需采取外科手术或引流外，绝大多数不必治疗。

十七、颈椎病

现代生活中颈椎病已经成为当前骨科最常见的疾病之一，50 岁年龄颈椎病的发病率大约是 50%，70 岁的时候几乎达到 100%。颈椎病又称颈椎综合征，是颈椎骨关节炎、增生性颈椎炎、颈神经根综合征、颈椎间盘脱出症的总称，是一种以退行性病理改变为基础的疾患。主要由于颈椎长期劳损、骨质增生，或椎间盘脱出、韧带增厚，致使颈椎脊髓、神经根或椎动脉受压，出现一系列功能障碍的临床综合征。颈椎病的发生其实是人类的生理变化的自然结果，如同人衰老、头发变白一样，我们要做的只是如何防止颈椎过早地衰老。

（一）病因

（1）劳损：长期负重，使头部处于单一姿势位置。

（2）头颈部外伤：50% 髓型颈椎病与颈部外伤有关。一些人因颈椎骨质增生、颈椎间盘膨出、椎管内组织肥厚等原因使颈椎管处于狭窄临界状态，遇颈部外伤致症状显现。乘车睡觉，睡着后保护作用差，急刹车易出现颈部损伤。

（3）不良姿势：如躺卧看书看电视、坐位睡觉、高枕等。

（4）慢性感染：主要是咽喉炎，其次为龋齿、牙周炎、中耳炎等。

（5）风寒湿因素：外界环境的风寒湿因素降低机体对疼痛的耐受力，也使肌肉痉挛、小血管收缩、软组织血循环障碍、淋巴回流减慢，继之产生无菌性炎症。

（二）分型

（1）颈型：①头、颈、肩部异感、疼痛，伴有相应的压痛点。②X线片显示颈椎曲度改变或椎间关节不稳。③除外颈部其他疾患，如落枕、肩周炎、风湿性肌纤维组织炎、神经衰弱及其他非椎间盘退行性变所致的肩颈部疼痛。

（2）神经根型：具有较典型的根性麻木、疼痛，且范围与颈脊神经所支配的区域相一致。压头试验或臂丛牵拉试验阳性。

（3）脊髓型：因颈椎椎管狭窄，脊髓受压和缺血，致脊髓传导功能障碍。X线片显示椎体后缘骨质增生、椎管狭窄。

（4）椎动脉型：曾有猝倒发作，伴有颈性眩晕。X线片显示颈椎节段不稳定或枢椎骨质增生。

（5）交感神经型：表现为头晕、眼花、耳鸣、心

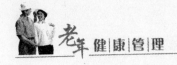

动过速、心前区疼痛等一系列交感神经受累症状。

（三）症状

颈椎病的症状非常多样、复杂且丰富。多数患者症状由轻渐重，也有部分病人开始即重，这与所患颈椎病的类型有关。单纯类型的颈椎病少，混合型颈椎病多（几个类型混合一起）。

主要症状有：①颈型者头颈、肩背部酸痛，颈部僵硬活动受限；②神经根型表现臂部酸痛沉重感，手指发麻，握物无力，感觉减退，有时不自觉地持物落地；③脊髓型出现下肢发软，行走不稳，两脚麻木，行走时似踩棉花的感觉；④椎动脉型中一些人有头昏、房屋旋转、恶心呕吐，重者猝倒、卧床不起；⑤交感神经型因累及交感神经可出现头晕、眼花、耳鸣、一侧面部发热、出汗异常、心慌、心前区紧束或疼痛感、腹不适等。

（四）治疗

非手术治疗：如牵引、颈托、理疗，可对症治疗，尚无特效口服药。当局部有固定而范围较小的痛点时，可局部封闭治疗。必要时手术治疗。

（五）预防

（1）坐姿正确：要预防颈椎病的发生，最重要的是坐姿要正确，使颈肩部放松，保持最舒适自然的姿势。

（2）活动颈部：应在1~2小时左右有目的地让头颈部向前后左右转动数次，转动时应轻柔、缓慢，以达到各个方向的最大运动范围为准，使得颈椎关节疲劳得到缓解。

（3）抬头望远：当长时间近距离看物，尤其是处于低头状态者，既影响颈椎，又易引起视力疲劳。因此，应抬头向远方眺望半分钟左右，这样既可消除疲劳感，又有利于颈椎的保健。

（4）睡眠方式：睡觉时不可俯着睡，枕头不可以过高、过硬或过低。枕头中央应略凹进，颈部应充分接触枕头并保持略后仰，不要悬空。习惯侧卧位者，应使枕头与肩同高。睡觉时，不要躺着看书。不要对着头颈部吹冷风。

（5）避免损伤：避免和防范急性颈椎损伤。

十八、腰椎间盘突出症

腰椎间盘突出症是西医的诊断，主要是因为腰椎间盘各部分如髓核、纤维环及软骨板（尤其是髓核），有不同程度的退行性改变后，在外界因素的作用下，椎间盘的纤维环破裂，髓核组织从破裂之处突出（或脱出）于后方或椎管内，导致相邻的组织，如脊神经

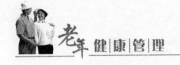

根、脊髓等遭受刺激或压迫，从而产生腰部疼痛，一侧下肢或双下肢麻木、疼痛等一系列临床症状。

（一）症状

（1）腰痛：95%以上的腰椎间盘突（脱）出症患者有此症状，以持续性腰背部钝痛为多见，平卧位减轻，站立则加剧，在一般情况下可以忍受，并允许腰部适度活动及慢步行走，主要是机械压迫所致。持续时间少则两周，长者可达数月，甚至数年之久。另一类疼痛为腰部痉挛样剧痛，不仅发病急骤突然，且多难以忍受，非卧床休息不可。

（2）下肢放射痛：80%以上病例出现此症。轻者表现为由腰部至大腿及小腿后侧的放射性刺痛或麻木感，直达足底部，一般可以忍受。疼痛轻者虽仍可步行，但步态不稳，呈跛行；腰部多取前倾状或以手扶腰以缓解对坐骨神经的牵拉张力。重者则表现为由腰至足部的电击样剧痛，且多伴有麻木感。需要卧床休息，并喜采取屈髋、屈膝、侧卧位。凡增加腹压的因素均使放射痛加剧。

（3）肢体麻木：多与疼痛伴发，单纯表现为麻木而无疼痛者仅占5%左右。

（4）肢体冷感：有少数病例（约5%~10%）自觉肢体发冷、发凉。

（5）间歇性跛行：间歇性跛行是指病人在不走路

的时候没有明显的不适，在走了一段路程以后（一般为数百米左右），出现单侧或双侧腰酸腿痛，下肢麻木无力，以至跛行，但稍许蹲下或坐下休息片刻后，症状可以很快缓解或消失，病人又可以继续行走。再走一段时间后，上述症状再度出现。因为在这一过程中，跛行呈间歇性出现，故在临床上我们称之为间歇性跛行。间歇性跛行的严重程度我们通常用跛行距离和缓解时间来判断轻重。跛行距离是从走路开始到出现疼痛时的行走距离，严重的病人走 50～100 米就可以出现明显的不适和疼痛。疼痛缓解时间是指出现疼痛后，经过休息疼痛缓解的这段时间。一般病人的缓解时间为 2～5 分钟。间歇性跛行的出现，主要是由于在腰椎已有的病理基础上，因直立时椎体及神经根的压力负荷增大，再加上行走时下肢肌肉的舒缩活动进一步促使椎管内相应脊神经节的神经根部血管生理性充血，继而静脉淤血以及神经根受牵拉后，相应部位微循环受阻而出现缺血性神经根炎，从而出现症状；当患者蹲下、坐下或平卧休息后，神经根的压力负荷降低，消除了肌肉活动时的刺激来源，脊髓及神经根缺血状态得以改善，因此症状也随之减轻、消失。再行走时，再度出现上述症状，再休息，症状再缓解，如此反复，交替出现。它也是腰椎管狭窄症的主要临床特点之一。

（6）马尾神经症状：主要表现为会阴部麻木、刺痛，排便及排尿障碍，阳痿（男性），以及双下肢坐骨

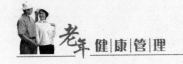

神经受累症状。严重者可出现大小便失控及双下肢不完全性瘫痪等症状。

(二) 常见的诱发因素

(1) 腹压增高，如剧烈咳嗽、便秘时用力排便等。

(2) 腰姿不当，当腰部处于屈曲位时，如突然加以旋转则易诱发髓核突出。

(3) 突然负重，在未有充分准备时，突然使腰部负荷增加，易引起髓核突出。

(4) 腰部外伤，急性外伤时可波及纤维环、软骨板等结构，而促使已退变的髓核突出。

(5) 职业因素，如汽车驾驶员长期处于坐位和颠簸状态，易诱发椎间盘突出。

(三) 治疗

非手术治疗：绝对卧床休息，此方法简单有效但难以坚持。牵引、理疗、皮质激素治疗。尚无特效口服药。必要时可手术治疗。

(四) 预防

(1) 保持良好的生活习惯，防止腰腿受凉，防止过度劳累。

(2) 加强腰背部肌肉锻炼。强有力的腰背肌肉能有效分担椎间盘的压力，减缓退变。向背后倒走是一种适合中老年病人的腰背肌肉锻炼方法。

（3）科学用腰。提重物时不要弯腰，应该先蹲下拿到重物，然后慢慢起身，尽量做到不弯腰。

（4）避免久坐。坐位时腰椎间盘的压力是站位时的 10 倍左右，运动时压力更高，长时间高压容易导致椎间盘的纤维环松弛、破裂以致突出。

（5）建议睡硬板床，减轻休息时候腰部肌肉张力。

十九、前列腺增生

前列腺增生（BPH）是中老年男性的常见良性疾病，虽为良性但却长期影响着人们的身体健康。其发病原因与人体内雄激素与雌激素的平衡失调有关。病变以两侧叶和中叶增生为明显，突入膀胱或尿道内，压迫膀胱颈部或尿道，引起下尿路梗阻。病变长期可引起肾积水和肾功能损害，还可并发结石、感染、肿瘤等。

（一）症状

（1）尿频：尿频为最早表现，首先为夜间尿频，随后白天也出现尿频。后期膀胱逼尿肌失代偿后剩余尿增多，膀胱有效容量减少，也使尿频更加严重。

（2）排尿困难：进行性排尿困难为该病的显著特点，症状可分为梗阻和刺激两类：梗阻症状为排尿踌踌、间断、终末滴沥、尿线细而无力、排尿不尽等；刺激症状为尿频、夜尿多、尿急、尿痛。症状可因寒冷、饮酒及应用抗胆碱药、精神病药物等加重。

（3）血尿：前列腺黏膜毛细血管充血及小血管扩张，并受到膀胱充盈、收缩的牵拉而破裂出血。

（二）检查

（1）国际前列腺症状评分（IPSS）：

询问患者有关排尿的7个问题，根据症状严重程度对每个问题进行评分（0～5分），总分为0～35分（无症状至非常严重症状）。测评结果0～7分为轻度症状，8～19分为中度症状，20～35分为重度症状。尽管IPSS的分析力图使排尿症状改变程度得以量化，但仍会受到主观因素的影响。

国际前列腺症状评分（IPSS）

在过去的一个月您是否有以下症状？	没有	在五次中少于一次	在六次中少于三次	在六次中大约三次	在六次中多于三次	几乎每次	您的得分
1. 是否经常有尿不尽的感觉？	0	1	2	3	4	5	
2. 两次排尿间隔是否经常小于2小时	0	1	2	3	4	5	
3. 是否经常有间断性排尿？	0	1	2	3	4	5	
4. 是否经常有憋尿困难？	0	1	2	3	4	5	
5. 是否经常有尿变细现象？	0	1	2	3	4	5	

续表

在过去的一个月您是否有以下症状?	没有	在五次中少于一次	在六次中少于三次	在六次中大约三次	在六次中多于三次	几乎每次	您的得分
6. 是否经常需要用力及使劲才能开始排尿?	0	1	2	3	4	5	
	没有	一次	二次	三次	四次	五次或以上	您的得分
7. 从入睡到次日早起一般需要起来排尿几次?	0	1	2	3	4	5	

请相加以上的分,得出您的症状评分:

标准:轻度症状 0~7 分,中度症状 8~19 分,重度症状 20~35 分。

(2) 肛门指诊:肛指检查,是诊断本病重要检查步骤,多数前列腺增生患者,经此项检查即可作出明确诊断,所以体检时要做肛门指诊。前列腺腺体增生程度,并不与病情严重程度成正比,依腺体大小为本病分级实无临床意义。

(3) 膀胱镜检查:该方法不作为常规检查,仅在有指征时进行。

(4) 测定残余尿:测定残余尿的多少,能说明梗阻程度之轻重,与病情关系密切,对本病有重要意义。测定残余尿的常用方法有:①超声波检查法;②导尿法:于自行排尿之后,立即放入导尿管检查,能准确地测定残余尿量,并可取得尿液标本作培养。

(5) 尿动力学检查:为无创性检查,测定时膀胱

容量应 >150ml。主要指标有：最大尿流率：正常 >15ml/s；膀胱容量：正常男性 350～750ml，女性 250～550ml；逼尿肌收缩力等。该项检查对前列腺增生症的治疗选择及预后判断有重要意义。

（6）其他检查：除血尿常规检查外，尿培养及肾功能检查亦很重要。由于长期尿潴留而影响肾功能，肌酐、尿素氮会升高，合并尿路感染时尿液检查有红细胞、脓细胞。

前列腺特异抗原（PSA）测定：BPH 时 PSA 虽可增高，但测定 PSA 的意义不在于诊断 BPH，而在于早期发现前列腺癌。结合游离 PSA、直肠指检、B 超可诊断大多数前列腺癌。

（三）治疗

（1）非手术治疗：①α 受体阻滞药（特拉唑嗪、多沙唑嗪、坦洛新）和 5α 还原酶抑制剂（非那雄胺）联合应用，α 受体阻滞药的全身性不良反应有直立性低血压、眩晕、疲劳、鼻黏膜炎和头痛。②植物类药物。

（2）手术治疗：对于体质尚好，能耐受手术患者，仍以手术治疗为佳，经尿道前列腺电切术是目前常用方法。

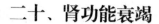

二十、肾功能衰竭

泌尿系统主要功能是机体尿液的生成和排泄。肾脏不仅是人体主要的排泄器官，也是一个重要的内分泌器官，肾的生理功能主要是排泄代谢产物及调节水、电解质和酸碱平衡，维持机体内环境稳定。肾功能衰竭分急性肾衰竭和慢性肾衰竭。急性肾衰竭是由各种原因引起的肾功能在短时间内（几小时至几周）突然下降而出现的氮质废物滞留和尿量减少综合征。慢性肾衰竭是指慢性肾脏病（肾脏病史 >3 月）引起的肾小球滤过率下降及相关的代谢紊乱和临床症状组成的综合征。肾功能下降可发生在无肾脏病的患者，也可发生在慢性肾脏病患者，主要表现为血肌酐和尿素氮升高，水、电解质和酸碱平衡紊乱及全身各系统并发症，常伴有少尿。

（一）老年急性肾衰竭（ARF）发病率和病死率高

老年慢性肾脏病（CKD）基础上的 ARF，明显高于中青年人，是终末期肾衰竭的高危人群。

老年人急性肾衰竭的病因与中青年人不同：原有慢性肾脏病（如糖尿病、高血压、心衰等基础上 CKD）的 ARF 患病率明显高于中青年人；老年人对脱水较敏感，各种原因引起的体液丢失、水电解质紊乱、低血压休克、心衰等使肾血流灌注不足；肾脏严重缺血性疾病、感染、败血症、药物、高血压、高血糖等均可导致肾前性及肾性 ARF；老年人由前列腺疾病、尿潴留等引起的肾后性 ARF 亦较多。老年人有时难以区分肾前性、肾性因素，同一致病因素也可以引起不同类型的 ARF，如感染及一些药物既可引起肾前性 ARF，又可引起急性肾小管、间质病变。

老年人更易发生药物引起的肾损害，是因为：老年人常有多种疾病，易感染，常用降压、降糖、降脂药及抗生素等药物；衰老使肝肾功能减退，对药物的摄取、代谢、排泄能力减弱；老年人常伴营养不良、血浆白蛋白减少、血中游离型药物浓度增加、药物毒副作用增强。所以用药种类、剂量和疗程都要考虑老年人的特点，应根据肾小球滤过率（GFR）数值指导临床用药剂量。

常常引起老年人 ARF 的药物有甘露醇、血管紧张素转换酶抑制剂（ACEI）、非甾类消炎药（NSAIDS）和造影剂等。应注意的是：当血肌酐较基础值上升 30% 时建议停用 ACEI 类降压药；老年人慢性肾功能不全患者，应避免应用 NSAIDS、噻嗪类利尿剂、磺酰脲类、双胍类降糖药、贝特类降脂药、氨基糖苷类抗生素等；老年心血管疾病高发及介入治疗的广泛开展，造影剂成为最常见的药物性因素。老年人是发生造影剂性肾病（RCIN）的高危人群，发生率为 1% ~ 6%，典型的 RCIN 血清肌酐在应用造影剂后 24～72h 升高，3～5d 达高峰，停药后肾功能多可恢复，但仍有 30% 患者留有不同程度的肾功能损害。

（二）老年人慢性肾衰竭（CRF）

老年人慢性肾衰竭的发病率有增高趋势，糖尿病、高血压、高血脂等相关的肾脏损害已成为其主要病因。糖尿病性肾病及高血压性肾损害已成为仅次于慢性肾小球肾炎的第二、三位的病因，继发性肾脏病将是老年人面临的主要威胁。

1.慢性肾衰的分期

（1）肾功能代偿期：血肌酐 133～177μmol/L；肌酐清除率（GFR）50～80ml/min。

（2）肾功能失代偿期：血肌酐 186～442μmol/L；肌酐清除率 20～50ml/min。

（3）肾功能衰竭期：血肌酐 451～707μmol/L；肌酐清除率 10～20ml/min。

（4）尿毒症期：血肌酐 ≥707μmol/L；肌酐清除率 <10ml/min。

2.病因

高血压、糖尿病、动脉粥样硬化等继发性肾病是危害老年肾功能的主要疾病，老年人的原发性、急性肾小球疾病比较少见。老年男性前列腺疾患致使梗阻性肾病比例上升。中老年女性慢性尿路感染增多。药

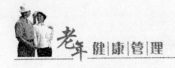

物性肾损伤，如某些具有肾毒性的抗菌素和中草药，滥用或超剂量使用。

3.症状

老年慢性肾衰病人症状多不典型，无明确肾脏病病史。老年人 CRF 表现为血肌酐水平不高，但肾小球滤过率已有明显下降，疾病发展过程隐匿。早期多以肾小管功能受损，尿量不少，浮肿不明显，或以肾脏以外的系统病变为首发症状时，如疲乏、无力、恶心、呕吐及便血等常易误诊为消化道疾病；也有老年病人贫血较重，且出现较早，而误诊为血液病；还有少数病人末梢神经症状明显，被误诊为末梢神经炎；有些出现高血压、心衰、呼吸困难等并发症，被误诊为原发性高血压病、冠心病、慢性支气管炎等等。

4.加重因素

慢性肾脏病肾功能损害一般呈渐进性进展，如患者表现为短期内肾功能急剧下降，应特别注意分析患者是否存在加重肾功能恶化的危险因素。常见危险因素如下：

（1）累及肾脏的疾病复发或加重：如原发性肾小球肾炎、慢性肾盂肾炎、高血压、糖尿病、缺血性肾病等疾病。

（2）血容量不足：由于过分水钠限制伴强效利尿剂治疗，恶心呕吐、腹泻等消化道丢失，组织创伤或大出血等均可使肾小球滤过率降低，肾功能恶化。

（3）感染：CRF 患者免疫功能减退，营养不良、抵抗力差易伴发感染，包括全身感染和尿路感染。感染可使分解代谢增加，氮质血症加重，肾功能恶化。

（4）肾毒性药物的应用：最常见氨基糖苷类抗菌素、磺胺类、造影剂和前列素合成抑制剂，特别在容量不足情况下更易发生。

（5）泌尿道梗阻：包括肾内梗阻和肾外梗阻。肾外梗阻主要为尿路结石、前列腺增生，糖尿病患者因肾乳头坏死可引起肾内梗阻。

（6）高血压未能控制：严重高血压时，肾小动脉痉挛，肾血流量减少，肾功能会进一步恶化；此时心脏负荷加重，易导致心力衰竭。若血压下降过快、过低也会产生同样的结果，一般舒张压降至 60 毫米汞柱左右，就应减少降压药量，尽量使血压保持相对的稳定。

（7）肾脏局部血供急剧减少：如肾动脉狭窄患者应用血管紧张素转换酶抑制剂、血管紧张素拮抗药等药物。

（8）其他：电解质紊乱、酸碱平衡失调、过量蛋白质摄入、心功能不全、严重肝功能不全、高凝或高粘滞状态等因素均可使已受损的肾功能进一步恶化。

5.治疗

治疗原发病，定期随访、早期诊断、恰当治疗可减少老年人 CRF 的死亡率。配合低蛋白饮食、降压、降糖，纠正贫血及钙磷代谢紊乱等。

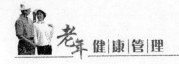

（1）CRF 的营养治疗

高热量、低蛋白饮食（LPD）：其基本点是高热量、优质低蛋白、低磷饮食配以必需氨基酸、适当的维生素、矿物质和微量元素。肌酐清除率（GRF）>25ml/min 患者，LPD 可使肌酐清除率进展减慢 10%；肌酐清除率 <25ml/min 患者，LPD 每减低 0.2g/kg/d，可使 CRF 进展减慢 30%。合理饮食的调理，在肾功能受损的早期就要实施。

①热量每天至少供给 30 ~ 35kcal/kg/d（或 1500-2500 千卡）较为适宜。只有摄入足够热量才能防止体内蛋白过度分解，并为合成蛋白质提供热量。

②低蛋白饮食加用必需氨基酸（EAA）和 α - 酮酸（a-KA）治疗。蛋白质的摄入量必须根据肾功能减退的程度而相应减少，原则未透析患者蛋白质摄入 0.6 ~ 0.8g/kg/d。此外应测定 24 小时尿中蛋白质丢失量，其丢失量可另外予以补充。有条件的患者补充必需氨基酸或 α - 酮酸。目前有口服复方 α - 酮酸片、静脉用肾必氨基酸。

③控制食盐用量随病情而定，如有高血压、水肿等，宜用低盐饮食（每日食盐 2g ~ 3g 或酱油 10ml）；如有多尿，根据其丢失量予以补充。老年 ESRD 患者肾小管保钠功能下降，有失盐倾向，没有以上情况者，不必过分限制。

在肾功能低下时，每日尿量保持在 1500ml 左右时，才能将机体当日产生的氮质代谢产物排出，如果无水肿、高血压且有多尿，则应保证足够水量摄入。

饮食治疗是治疗CRF的重要措施之一，但老年人本身存在胃肠消化、吸收功能减退，营养摄取少，若过分强调饮食成分，有可能会因食物品种过于单调，烹调乏味，病人进食过少而发生营养不良。因此，对于老年患者不应过分强调限制蛋白，而是改变不良饮食习惯，重视对饮食食谱的指导。

（2）药物治疗

①纠正酸中毒和水电解质紊乱。

②高血压治疗：慢性肾衰竭患者90%出现高血压，对高血压进行及时、合理的治疗，积极主动保护靶器官（心、肾、脑）。

③纠正贫血，防治感冒及对症治疗。注意糖尿病肾衰竭患者用胰岛素治疗时应调整胰岛素用量，一般应逐渐减少。

（2）肾替代治疗：血液透析，腹膜透析。

（三）老年人慢性缺血性肾脏病

慢性缺血性肾脏病是导致老年人CRF的另一个重要病因。老年缺血性肾脏病最常见的病因为动脉粥样硬化性肾动脉狭窄，缺血性肾脏病有以下诊断线索：

1.高血压伴下述一种情况

（1）大于50岁的患者发生高血压，特别是无高血

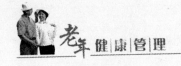

压家族史者。

(2) 先前血压正常或血压控制良好而出现了中到严重的高血压。

(3) 经 3 种抗高血压药物足量、正规治疗后仍难以控制的高血压。

(4) 高血压患者应用利尿剂后血压反而升高。

(5) 腹部可闻及血管杂音。

2.肾功能损害伴下述一种情况

(1) 有或无高血压者出现了不能解释的肾功能恶化，并伴有轻度尿常规异常和（或）肾脏不对称性缩小。

(2) 老年患者应用 ACEI 或 ARB 后出现急性肾衰竭。另外，反复发作的肺水肿、不能解释的充血性心衰、存在全身动脉粥样硬化性血管疾病（包括冠状动脉或周围血管病等）也要警惕。

肾动脉造影是诊断肾动脉狭窄的金标准，但因是有创检查，大部分老年人不易接受，可首选肾血管彩超、肾 ECT 等无创性检查，肾功能无严重受损时可选择螺旋 CT 血管造影、磁共振血管成像。

本病治疗包括肾脏血管重建治疗（如血管成形术、血管支架放置术及外科手术治疗）及药物治疗。

二十一、骨质疏松症

骨质疏松症是一种以骨量低下，骨微结构损坏，导致骨脆性增加，易发生骨折为特征的全身性骨病。骨质疏松症是一种退化疾病，随年龄增长患病风险增加。随着人类寿命延长和老龄化社会的到来，骨质疏松症已成为人类的重要健康问题。

骨质疏松症可发生于不同性别和年龄，但多见于绝经后妇女和老年男性。骨质疏松症分为原发性和继发性两大类。原发性骨质疏松症又分为绝经后骨质疏松症、老年骨质疏松症和特发性骨质疏松症三类。绝经后骨质疏松症一般发生在妇女绝经后 5～10 年；老年骨质疏松症一般指老年人 70 岁后发生的骨质疏松；特发性骨质疏松症发生于青少年。骨质疏松的严重后果是发生骨质疏松性骨折（脆性骨折）。

（一）症状

（1）疼痛：患者可有腰背疼痛或周身骨骼疼痛，负荷增加时疼痛加重或活动受限，严重时翻身、起坐及行走有困难。

（2）脊柱变形：骨质疏松严重者可有身高缩短和驼背，脊柱畸形和伸展受限。

（3）骨折：脆性骨折是指低能量或者非暴力骨折，

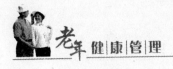

即在弯腰、负重、日常生活中或轻微创伤、挤压、从站高或者小于站高处跌倒就可发生的骨折。多发部位为脊椎、骨盆、股骨颈、尺桡骨远端和肱骨近端。

(二) 骨质疏松的危险因素

(1) 固有因素：人种、老龄、女性绝经。

(2) 非固有因素：低体重、性腺功能低下、吸烟、过度饮酒、饮过多咖啡、体力活动缺乏、制动、饮食中营养失衡、蛋白质摄入过多或不足、高钠饮食、钙和（或）维生素 D 缺乏（光照少或摄入少）

(三) 风险评估

国际骨质疏松症基金会（IOF）骨质疏松症风险一分钟测试题：

(1) 您是否曾经因为轻微的碰撞或者跌倒就会伤到自己的骨骼？

(2) 您的父母有没有过轻微碰撞或跌倒就发生髋部骨折的情况？

(3) 您经常连续 3 个月以上服用"可的松、强的松"等激素类药品吗？

(4) 您身高是否比年轻时降低了（超过 3cm）？

(5) 您经常大量饮酒吗？

(6) 您每天吸烟超过 20 支吗？

(7) 您经常患腹泻吗？（由于消化道疾病或者肠

炎而引起）

（8）女士回答：您是否在 45 岁之前就绝经了？

（9）女士回答：您是否曾经有过连续 12 个月以上没有月经（除了怀孕期间）？

（10）男士回答：您是否患有阳痿或者缺乏性欲这些症状？

十个问题中只要其中一道题你的回答为"是"，那就说明有发生骨质疏松的风险。

（四）检查

双能 X 线吸收测定法（DXA）。

骨质疏松性骨折的发生与骨强度下降有关，而骨强度是由骨密度和骨质量所决定。骨密度约反映骨强度的 70%。临床上多采用骨密度（BMD）测量作为诊断骨质疏松、预测骨质疏松性骨折风险。骨密度通常用 T 值表示：正常 T 值 ≥ -1.0；骨量减低：-1.0 > T 值 > -2.5；骨质疏松 T 值 ≤ -2.5。

（五）防治

1.调整生活方式

（1）富含钙，低盐和适量蛋白质的均衡膳食。

（2）适当户外活动和光照，有助于骨健康的体育锻炼和康复治疗。

（3）避免嗜烟、酗酒，慎用影响骨代谢的药物。

（4）采取防止跌倒的各种措施，注意是否有增加跌倒危险的疾病和药。

（5）加强自身和环境的保护措施（包括各种关节保护器）等。

2.骨健康基本补充剂

（1）钙剂：我国营养学会制定成人每日钙摄入推荐量800mg（元素钙），绝经后妇女和老年人每日钙摄入推荐量1000mg，如果饮食中钙供给不足可选用钙剂补充。老年人平均每日从饮食中获钙约400mg，故平均每日应补充的元素钙量为500～600mg。钙摄入可减缓骨的丢失，改善骨矿化。在治疗骨质疏松症时，应与其他药物联合使用。

（2）维生素 D：促进钙的吸收，对骨骼健康、保持肌力、改善身体稳定性、降低骨折风险有益。成年人推荐剂量为200单位（5μg）/d，老年人因缺乏日照以及摄入和吸收障碍常有维生素 D 缺乏，故推荐剂量为400～800IU（10～20μg）/d。维生素 D 用于治疗骨质疏松症时，剂量可为800～1200IU。

3.抗骨质疏松药物

（1）双膦酸盐类：阿仑膦酸钠、依替膦酸钠、伊班膦酸钠。

（2）降钙素类：鲑鱼降钙素、鳗鱼降钙素。

二十二、老年痴呆症

老年痴呆症是一种老年人以认知功能缺损为核心症状的获得性智能损害综合征。认知功能损害可涉及记忆、学习、定向、理解、判断、计算、语言、视空间等功能，其智能损害的程度足以干扰日常生活能力。痴呆患者与过去相比功能水平下降，在病程某个阶段常伴有精神、行为和人格异常，具有慢性或进行性的特点。痴呆是老年人致死、致残的重要原因，严重影响老年人的生活质量。

（一）症状

根据疾病的发展和认知功能缺损的严重程度，可分为轻度、中度和重度。

（1）轻度

①轻度语言功能受损，患者出现找词困难、语言空洞、书写障碍。

②日常生活中出现明显的记忆减退，特别是对近期事件记忆的丧失。

③时间观念产生混淆。

④在熟悉的地方迷失方向。

⑤做事缺乏主动性。

⑥出现忧郁或攻击行为。

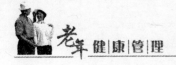

⑦对日常生活中的爱好丧失兴趣。

(2) 中度

①变得更加健忘,特别常常忘记最近发生的事及人名。

②不能继续独立地生活。

③不能独自从事煮饭、打扫卫生或购物等活动。

④开始变得非常依赖。

⑤个人自理能力下降,需要他人的协助,如上厕所、洗衣服及穿衣等。

⑥说话越来越困难。

⑦在居所及驻地这样熟悉的地方也会走失。

⑧出现幻觉。

(3) 重度

①不能独立进食。

②不能辨认家人、朋友及熟悉的物品。

③明显的语言理解和表达困难。

④在居所内找不到路。

⑤行走困难。

⑥大、小便失禁。

⑦在公共场合出现不适当的行为。

⑧行动开始需要轮椅或卧床不起。

(二) 检查

(1) 神经心理测验。

(2) 头颅核磁共振检查。

(3) 生物标记物检测。

（三）**防治**

（1）**早期采取措施是最好的方法**

①勤奋学习、科学用脑。

②广交朋友、拓宽交往。

③加强锻炼、增强体质、常晒太阳。

④加强营养，调整饮食，常吃核桃。

⑤防治跌伤，避免头部受到意外伤害。

⑥大脑老化常表现为睡眠节奏破坏，故应善于休息，提高睡眠质量。

⑦重视牙齿保健，缺牙要及时补修，常做叩齿运动。

⑧重视防治脑血管疾病。

（2）**药物治疗**

①轻、中度患者可选用尼麦角林、尼莫地平、吡拉西坦、奥拉西坦。

②中、重度可加用美金刚与多奈哌齐。

③可加用中药制剂银杏叶口服。

④治疗行为障碍的药物，包括抗精神病、抗抑郁和焦虑的药物。

（四）**老年痴呆患者的服药注意事项**

老年痴呆的患者，无论病程长短，常常需要口服给药治疗。服药应注意以下几点：

（1）痴呆老人常忘记吃药，吃错药，或忘了已经服过药又再次服用。所以老人服药时必须有人在旁陪伴，帮助将药全部服下，以免遗忘或错服。

（2）对伴有抑郁症、幻觉和自杀倾向的痴呆患者，家人一定要把药品管理好，放到病人拿不到或找不到的地方。

（3）痴呆老人常常不承认自己有病，或者因幻觉、多疑而认为家人给的是毒药，所以他们经常拒绝服药。这就需要家人耐心说服，向病人解释，可将药粒碾碎拌在饭中吃下。

（4）痴呆患者服药后常不能诉说其不适，家属要细心观察患者有何不良反应，及时调整给药方案。

（五）老年性痴呆的早期筛查工具

1.画钟试验 CDT

徒手画钟表看似简单，其实是一复杂的行为活动，完成它需要很多认知过程的参与，从现代医学角度来说需要具备以下几点：①对测验的理解；②计划性；③视觉记忆和图形重建；④视觉空间能力；⑤运动和操作能力（画出圆和直线）；⑥数字记忆、排列能力；⑦抽象思维能力；⑧抗干扰能力；⑨注意力的集中和持久及对挫折的耐受能力。而 MMSE 中测验年、月、日和简单计算的粗浅内容，常为学识和社会地位较高的受试者感到受侮辱而拒绝回答和合作。

（1）方法：要求受试者画一表盘面，并把表示时间的数目字写在正确的位置，待受试者画一圆并添完数字后，再命受试者画上大小或分时针，把时间指到几点几分。

（2）指导语："现在请您画一个钟。先画上一个圆，标清楚 12 个钟点的阿拉伯数字，再把指针标于 11 点 10 分（或 8 点 20 分）。"

（3）记分：①画好一个封闭的圆，记 1 分；②十二个数字均没有漏掉，记 1 分；③数字的位置及顺序正确，记 1 分；④将指针置于正确的位置，记 1 分。

CDT 虽有多种评定方法，但以"0~4 分法"简单、敏感和易行，其痴呆确诊率可达 75%，因痴呆患者常不可能完整无缺地画一钟表盘面。

（4）评判：①要求受试者模仿已经画好的钟，当得分 < 4 分，说明受试者的视空间能力下降；②要求受试者自己画一个钟，当得分 < 4 分，说明受试者的执行能力下降。

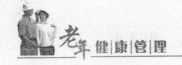

2.日常生活能力量表 ADL

项　目	得　分			
1. 自己坐公共汽车	1	2	3	4
2. 步行到家附近去	1	2	3	4
3. 自己做饭	1	2	3	4
4. 做家务	1	2	3	4
5. 自己吃药	1	2	3	4
6. 自己吃饭	1	2	3	4
7. 自己穿衣服,脱衣服	1	2	3	4
8. 自己梳头刷牙	1	2	3	4
9. 洗自己的衣服	1	2	3	4
10. 在平坦的室内走	1	2	3	4
11. 上下楼梯	1	2	3	4
12. 上下床,自己坐下或站起	1	2	3	4
13. 提水煮饭	1	2	3	4
14. 洗澡(水已放好)	1	2	3	4
15. 剪指甲	1	2	3	4
16. 逛街购物	1	2	3	4
17. 定时去厕所	1	2	3	4
18. 打电话	1	2	3	4
19. 处理自己的钱财	1	2	3	4
20. 独自在家	1	2	3	4

（1）记分：自己可以做记1分；有些困难记2分；需要帮助记3分；根本没法做记4分。

（2）评判：总分≤26属于正常；总分>26属于功能下降；总分≥22，并伴两项及两项以上≥3分，属于明显功能障碍。

3.中文版简易智力精神状态检查表（MMSE）

项目			评分	
			否	是
I 定向力 （10分）	星期几		0	1
	几号		0	1
	几月		0	1
	什么季节		0	1
	哪一年		0	1
	省市		0	1
	区县		0	1
	街道/乡		0	1
	什么地方		0	1
	第几层楼		0	1
II 记忆力 （3分）	皮球		0	1
	国旗		0	1
	树木		0	1
III 注意力 和计算力 （5分）	100–7		0	1
	再 –7		0	1
	再 –7		0	1
	再 –7		0	1
	再 –7		0	1
IV 回忆能 力（3分）	皮球		0	1
	国旗		0	1
	树木		0	1
V 语言能 力（9分）	命名能力	手表	0	1
		铅笔	0	1
	复述能力	四十四只石狮子	0	1
	三步命令	右手拿纸	0	1
		双手把纸对折	0	1
		放在大腿上	0	1
	阅读能力	请闭上你的眼睛	0	1
	书写能力	写一句完整、有意义的话	0	1
	结构能力	画下图	0	1
总分				

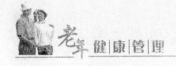

MMSE 续表：

阅读能力：请闭上你的眼睛

书写能力：_____

结构能力：

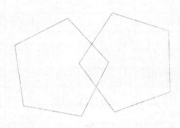

（1）评分说明

①最高得分 30 分；≥27 分为正常；＜27 分为认知功能障碍。

②痴呆分级：轻度：21~26 分；中度：10~20 分；重度：＜10 分。

③病理衰老每年下降 4 分。

（2）MMSE 使用注意事项

①定向力：日期和星期差一天可计正常。

②即刻记忆：也称最初或一级记忆，要求受试者记忆 3 个性质不同的样物件。告知时需连续给出，应清晰，缓慢，一秒钟一个。第一次记忆的结果确定即刻记忆的分数 3 分，且为以后"回忆"检查作准备。重复学习最多六次，若仍不能记忆，则后面的回忆检查无意义。

③注意和计算：要求受试者从 100 连续减 7，每错

一次扣1分。或要求倒背述"瑞雪兆丰年"，如倒背错为"年丰雪兆瑞"则为3分，以此类推。

④语言复述：是检查语言复述能力，要求复述一中等难度的成语，如"说话不要拐弯抹角"或"好读书不求甚解"等。因为不是检查受试者语言流利程度，更不是测验口齿灵巧和熟练性，故禁用绕口令。

⑤三级命令：准备一张白纸，要求受试者把纸用右手拿起来，把它对折起来，然后放到地上。三个动作各得1分。

⑥阅读理解：准备一白纸用粗体大字写"请闭上眼睛"，请受试者先朗读一遍，然后要求受试者按纸写命令去做。受试者能闭上双眼给1分。

⑦书写：给受试者纸和笔，请受试者在纸上主动随意写一个句子。检查者不能用口述句子代替受试者自发书写，但可给一较大书写范围，以节省受试者搜寻和筛选时间，如"请写一有关天气或文艺方面的句子"等。句子应有主语和谓语，必须有意义，能被人理解，文法和标点符号不强作要求。

⑧临摹：要求受试者临摹一重叠的两个五角形，五角形的各边长应在2.5cm左右。两图形必须交叉，必须有10个角，交叉后的图需成四边形，但角不锐和边不直可忽略不计。

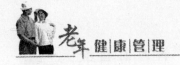

二十三、青光眼

青光眼是眼内压升高的一种常见眼病。眼压升高会损害视神经，视野变小，视力减退，治疗不及时最终导致失明，危害性很大。青光眼常发生于 40 岁以上的人群，女性多于男性。青光眼有许多类型，主要有两类：开角型和闭角型。

正常人的眼球内有称作"房水"的内循环水系统，房水不断由眼的睫状体产生，经后房－瞳孔－前房角－排出进入血液。房水具有提供虹膜、角膜和晶状体营养，维持眼球形状与功能，参与形成球壁张力及保持正常眼压的功能。房水产生及排出是循环往复、动态平衡的过程。如果房水产生过多或排水系统受阻，会使房水在眼球内积聚过多，眼压就会上升，就将导致青光眼发作。当眼压上升至一定程度就会压迫视神经，使视神经逐步萎缩，周边视野先看不到，然后视力不断减退，最后视神经全部萎缩而失明。青光眼的主要原因是房水排出受阻。房水不同于眼泪，眼泪是由眼外产生。

（一）症状

（1）急性闭角型青光眼：发病急骤，以患侧眼剧痛、视力骤降、头痛、眼球充血为典型症状，多伴有恶心、呕吐、出汗、虹视（光源周围出现彩虹状晕圈）等。疼痛向三叉神经分布区域如眼眶周围、鼻窦、耳根、牙床等处放射。检测眼压显著升高，眼球坚硬，视力很差。

（2）慢性闭角型青光眼：自觉症状不明显，发作时轻度眼胀，头痛，阅读困难，可有虹视。患者到亮处或睡眠后发作可能缓解。此型青光眼有反复小发作，早期发作间歇时间较长，症状持续时间短；多次发作后，发作间隔缩短，持续时间延长。如治疗不当，病情会逐渐进展，晚期视力显著下降，视野严重缺损。

（二）治疗

青光眼可通过药物或手术治疗，将高眼压控制在安全范围内。事实上，青光眼仅仅是得到了控制，它还未得到治愈。即使在药物或手术治疗已成功地控制了眼压后．定期请医生进行常规检查都属必要。

（三）预防

（1）保持愉快的情绪。平时不要生气着急，避免情绪剧烈波动，精神受刺激很容易使眼压升高，引起青光眼。

（2）保持良好的睡眠。失眠容易引起眼压升高，诱发青光眼。老年人睡前可以用热水泡脚，或喝杯温牛奶，以帮助入睡。

(3) 少在光线昏暗的环境中工作或者娱乐。在黑暗中瞳孔处于扩大状态，前房角出现一定程度阻塞，房水排出不畅，可导致眼压升高。情绪易激动的人看电视时，应在电视机旁开一盏小灯照明。

(4) 不暴饮暴食。暴饮暴食，尤其是喝烈酒、饮浓茶等，会使血管扩张，房水生成增多，诱发青光眼。

(5) 多吃利水的食物。西瓜、冬瓜、蜂蜜等均有利水降压的作用，可将眼内多余的水分汇入到血液排出。

(6) 防止便秘。便秘的人排便时用力屏气会使眼压增高，因此要养成定时排便的习惯，多吃新鲜蔬菜水果。

(7) 坚持体育锻炼。体育锻炼能使血液流畅，房水循环稳定。不宜头部倒立。

(8) 常做自我检测。双眼看脚闭目，用双手食指指腹轻按眼球来手测眼压，眼球柔韧似葡萄为正常，如眼球发硬如额头或乒乓球为不正常。当眼看灯光有虹圈时要及时就医检查。

(9) 主动体检或就医。老年人每年至少要就医检测一次眼压，尤其是高血压病患者或有青光眼家族史者。发现白内障、虹膜炎也要及早治疗，以免引起继发性青光眼。

（四）用药注意

有些药物能够促进房水增多或阻碍房水回流，服药后可能加重病情，对此应当加以禁忌。致房水增多的药物主要有硝酸酯类如硝酸甘油、长效硝酸甘油、亚硝酸异戊酯、消心痛等。这类药物在有效扩张冠状动脉、改善心肌缺血的同时，也扩张眼球血管，促使房水生成增多，增加眼内压。因此，老年青光眼病人要慎用硝酸类药物。如果冠心病发作必需应用硝酸类药物时，剂量不宜大，用药时间不宜长，并注意观察有无青光眼加重的表现。抗胆碱药阿托品、东莨菪碱及颠茄有散大瞳孔作用，会使房角狭窄加重或关闭，导致眼压升高，青光眼病情加剧，当属禁忌药品。如果家庭中有其他人因验光配镜，使用或备有散瞳眼药水，应该严格区分放置，防止老年人误用散瞳药，引发青光眼。

二十四、老年性白内障

白内障是一种老年人常见的眼部疾病，是指眼内的晶状体蛋白质发生变性，晶状体由透明变得混浊。白内障早期会有一些可察觉的症状出现，应引起足够重视；后期可使视力严重减退，影响日常工作、生活和学习。

（一）早期症状

（1）视力突然变好：超过40岁的中老年人一部分

会有老花眼出现，如果某一天突然觉得老花眼减轻了，视力变好了，则要引起警惕，因为这可能是白内障的早期信号。这是因为在白内障早期，晶状体膨胀凸度增加，所视物体在眼内的成像焦点发生了相应改变。

（2）看东西灰黄模糊：白内障随着晶状体的逐渐不均匀混浊，视力会变得模糊起来，看周围的物体会呈现出灰白色或者暗黄色，怎么揉眼也觉得没有以前明亮。有些人眼前还会有位置固定、形状不变的点片状暗影出现。老年性白内障视力下降的过程相当缓慢，不易察觉。

（3）视物重影：患者会在看物体时产生重影的情况，或有虹视出现。白内障早期由于晶体混浊的位置不同，也可产生昼盲或夜盲现象。

（二）危险因素

年龄、糖尿病、遗传、缺水、强烈光照、紫外线照射、大量吸烟、饮酒、刺激性食物、营养不良、外伤等。

（三）防治

（1）起居要规律，注意劳逸结合，锻炼身体，不过度劳累。用眼应不觉疲劳为度，注意正确的用眼姿势，保持距离。照明适中，不宜太弱太强。

（2）避免强光或紫外线照射。强光特别是太阳光紫外线对晶状体损害较重，照射时间愈长，患白内障的可能性愈大。为避免暴露在强烈阳光下，需要戴遮阳帽和深色墨镜，用来遮蔽紫外线。夏季中午紫外线最强时，最好不要出门。

（3）饮食方面应注意补充水分，平衡饮食结构。以清淡、富有营养的食品为宜，多补充蛋白质和维生素 A、维生素 C。眼睛的角膜、晶状体和视网膜都需要蛋白质和维生素 A，体内缺乏时会引起角膜病变、白内障、夜盲症等眼病，所以还应经常食用猪肝、胡萝卜、蒜苔、香菜、油菜、菠菜等食物。

（4）保持心情舒畅，避免过度情绪激动，提高机体抗病能力。

（5）如果已确诊患有白内障，应定期到医院眼科进行裂隙灯显微镜检查，观察白内障发展情况，并在医生指导下，按时滴用治疗白内障的眼药或服用口服药。老年性白内障后期手术治疗效果非常好。

二十五、老年眼底黄斑变性

在人类眼球壁的最里层是薄薄的视网膜层，上面有非常丰富的神经细胞和感光细胞，外界的光和物经过角膜、瞳孔、晶状体（合称为眼光学系统）进入眼内刺激这些细胞后，它们就会产生电活动即视觉信息，再由视神经瞬间传入大脑视中枢，我们于是看到了光

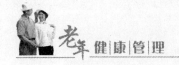

明和五彩斑斓的世界。

在眼球后极中心区内，视网膜有一暗红小凹，称作黄斑和黄斑中心凹。黄斑是视觉最敏锐的地方，因为这里汇聚了专门感受色彩和强光的视锥细胞，眼睛所专注的目标的光学影像便是聚焦于此，形成中心视力，担负我们几乎全部的精细视觉和色觉。黄斑区以外的视网膜分布着很多弱光敏感细胞和视杆细胞，它们感知眼专注目标周围的视野及昏暗环境中的暗视觉，不能分辨物体的细节和颜色。所以黄斑是我们人眼与生俱来的最重要的光学中心，离黄斑越远，视网膜视力越低。

如果黄斑的结构发生了改变，无论是先天遗传或是后天获得、是感染还是非感染、是水肿变性还是肿瘤外伤等等，无论什么原因，黄斑的功能必受影响，眼睛的中心视力定会受损下降。

在各种黄斑病变中，老年性黄斑变性以及高度近视引起的黄斑变性是成人致盲的主要原因。

（一）危险因素

（1）年龄：随着年龄的增加，黄斑变性的发生率也逐渐增加。

（2）吸烟：吸烟者发生黄斑变性的危险性是非吸烟者的 6.6 倍。

（3）疾病：高血压或心血管疾病。

(4) 家族史：研究表明，有些基因和黄斑变性相关。

(5) 光损伤：长期暴露于蓝光和阳光下。

(6) 营养：如类胡萝卜素缺乏等。

(二) 症状

一旦发生了老年黄斑变性，患者的视功能就会逐步减退，表现出：视物模糊、弯曲变形、视野中心区暗黄色烟斑、中心暗影和黑点，视力专注点无法看清或有部分遮挡，看书看报看电脑会出现不同程度的障碍，但不引起眼痛。老年黄斑变性病情一般发展得很慢，并且常为一只眼先发病，另一只眼视功能良好，因而不易察觉到视物的变化，常被忽视。但有的人病情却进展迅速，中心视力会急剧下降。有研究表明，一只眼患黄斑变性的人群中约有 40% 的人，在之后的 5 年内另一只眼也会出现问题，并且患眼可能在两三年之内视力就下降到 0.1 以下，所以对视力危害非常大。

(三) 治疗

老年黄斑变性一直是眼科界公认的难治性疾病之一，尤其是长了脉络膜新生血管的黄斑变性，治疗方法和治疗效果均有限，而且疾病很易复发，需要长期随访和观察。目前，尚无特效的口服药物可以治愈新生血管性黄斑变性。

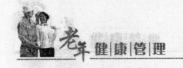

(1) 手术治疗创伤大、风险大、疗效差、视力预后差。

(2) 激光光凝是经过临床试验被证实有效的治疗方法，但治疗无选择性，光凝时病灶处异常的血管和残留的正常组织会同时遭到破坏，反而影响视力，所以只适用于黄斑中心凹外的病灶。

(3) 光动力治疗可以选择性封闭脉络新生血管，周围正常组织破坏少，所以是用于累及黄斑中心凹的病灶，它可以阻止病情进一步发展，但视力无提高或提高有限。

(4) 抗新生血管药物可能会抑制新生血管生长，可能在某些程度上提高视力。但目前此类药物的给药方式均为眼部注射，并且需要多次注射才能维持，存在感染风险。

(四) 预防

从致病的危险因素来看，有些属于无法抗拒的，譬如衰老的自然规律、家族遗传基因等，有些则与生活工作方式有关，如吸烟、营养缺乏、强光照射等。所以健康适宜的生活、学习、保健、锻炼、工作防护，才正是我们预防老年病变的着眼点。